湖南省脑科医院
中南大学湘雅二医院　组织编写
湖南省精神医学中心

突发公共卫生事件
相关心理问题识别及干预

主编　王枭冶

人民卫生出版社
·北京·

版权所有，侵权必究！

图书在版编目（CIP）数据

突发公共卫生事件相关心理问题识别及干预 / 王枭

冶主编 . —北京：人民卫生出版社，2020.11

ISBN 978-7-117-30785-7

Ⅰ. ①突… Ⅱ. ①王… Ⅲ. ①公共卫生 —突发事件 —

心理健康 —研究 Ⅳ. ①R395.6

中国版本图书馆 CIP 数据核字（2020）第 208796 号

人卫智网	www.ipmph.com	医学教育、学术、考试、健康，
		购书智慧智能综合服务平台
人卫官网	www.pmph.com	人卫官方资讯发布平台

突发公共卫生事件
相关心理问题识别及干预
Tufa Gonggongweisheng Shijian
Xiangguan Xinli Wenti Shibie ji Ganyu

主　　编：王枭冶
出版发行：人民卫生出版社（中继线 010-59780011）
地　　址：北京市朝阳区潘家园南里 19 号
邮　　编：100021
E - mail：pmph @ pmph.com
购书热线：010-59787592　010-59787584　010-65264830
印　　刷：三河市潮河印业有限公司
经　　销：新华书店
开　　本：710×1000　1/16　印张：13
字　　数：240 千字
版　　次：2020 年 11 月第 1 版
印　　次：2020 年 11 月第 1 次印刷
标准书号：ISBN 978-7-117-30785-7
定　　价：55.00 元
打击盗版举报电话：010-59787491　E-mail：WQ @ pmph.com
质量问题联系电话：010-59787234　E-mail：zhiliang @ pmph.com

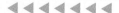

《突发公共卫生事件相关心理问题识别及干预》
编写委员会

主　审　李凌江

主　编　王枭冶

副主编　刘学军　王小平　付文彬　周旭辉

编　者（以姓氏笔画为序）

马　静　王小平　王枭冶　方政华　邓　叶

石　荣　付文彬　朱娟娟　刘光亚　刘学军

李　进　李韧娇　李新纯　杨　凯　杨　栋

肖杰屏　肖剑英　周　剑　周旭辉　袁　宁

徐佳佳　徐彩娟　唐佩茜　曹　慧　谌良民

程　杰　程　明　傅锦华　曾宪祥　蔡　溢

漆　靖　熊一凡　樊　华　魏宏萍

序

2020 年是注定载入人类史册的一年,新型冠状病毒肺炎(以下简称"新冠肺炎")疫情在全球蔓延,给人们带来的影响不仅是危及生命安全,更是改变了人们的生活方式,涉及政治、经济、文化、教育、体育、贸易等各个层面。

新冠肺炎疫情发生以来,广大医务人员义无反顾地冲上疫情防控第一线,同时间赛跑,与病魔较量,顽强拼搏、日夜奋战,为保护人民生命健康做出了重大贡献。与此同时,这场没有硝烟的战争更是一场心理战,专业的精神卫生工作者扛起了重任,疫情防控中的心理援助,从未像这次那样得到各界的关注和重视。习近平总书记多次强调心理疏导、人文关怀的重要性,国务院新冠肺炎联防联控机制统一部署,将心理危机干预和心理疏导等心理服务纳入疫情防控整体工作。这场疫情防控的人民战争,不仅是"病毒阻击战",也是"心理防御战";既需要"硬核"的医疗救治,也需要"柔软"的心理防护。精神心理同道们尽其所能,为患者和一线医护人员提供了大量精神科诊疗和心理支持。联络会诊、心理自评、心理解压、心理健康热线、线下一对一咨询、远程心理服务、个别和团体心理治疗、心理健康讲座、心理科普知识传播,这些支持让患者们舒心,让医护们安心。

突发重大公共卫生事件易造成公众的心理和行为变化,甚至通过引发一定的社会问题给社会经济发展以及公众的健康和生命安全带来极大损害。已有文献表明,新冠肺炎疫情期间的应激相关问题、睡眠问题、恐惧及焦虑、抑郁症状的检出率较高。新冠肺炎疫情不是

人类面临的第一次重大疫情,也不可能是最后一次。做好充分的心理准备,及时获得专业人员的帮助,有助于缓解公众的焦虑和恐惧。

特殊群体如精神障碍患者,由于疫情的暴露和创伤,封城、隔离、检疫等防控措施的持续和加强,原有的常规服务如门诊配药、社区随访受到限制,此类问题尤为突出。又如大多数在疫情一线的医务工作者工作任务重、感染风险高、工作压力大,却缺乏心理健康方面的培训以及支持。以王枭冶院长为首的湖南省脑科医院团队,在积极做好日常诊疗工作的同时,以疫情期间前来就诊或住院的精神障碍患者为案例,针对性地将疫情中最常见的十余种精神心理行为问题总结成文,展开科普,及时有效地回应了广大精神心理工作者和精神障碍患者及家属的迫切需求。全书篇幅不大,各章节编排合理,张弛有度,始于案例,继之以细致的分析,辅之以评估工具,文字通俗易懂,老少咸宜。以规范的诊疗流程、有力的防治举措、过硬的业务能力体现出国家骨干公立医疗机构的责任担当,体现了心理工作者的专业性、应变力和人文情怀。"疫情就是命令、防控就是责任",以坚定的信心,守望相助,坚决打赢这场疫情防控阻击战,为守护好人民群众生命健康做出了应有贡献。

上海市精神卫生中心

2020 年 6 月 22 日

前 言

2020 年的春节,一场猝不及防的新冠肺炎疫情肆虐全国,为本应团聚欢庆的新春佳节笼上阴霾。面对不期而遇的新挑战、突如其来的新考验、疫情加速蔓延的严峻形势,举国上下,齐心协力,大家都为抗击新冠肺炎疫情做出自己的努力。

在局势紧张的防疫攻坚战中,那些处于疫区的民众,那些一直坚守前线冒着更大感染风险、目睹更多生死的医护人员,那些自己或者家人罹患新冠肺炎的人,那些经历了至亲甚至是数个至亲病亡的人,他们都面临着巨大的心理冲击,焦虑、抑郁、创伤后应激障碍和物质滥用等心理行为问题。

除了一线工作者、感染患者和其他普通人群外,一个特殊的群体——精神障碍患者,受疫情的影响,问题更为凸显。据 2019 年公布的全国性调查数据显示,我国约有 2.3 亿人罹患各种精神障碍。随着新冠肺炎疫情的出现和全球性蔓延,心理暴露对原有精神疾病产生干扰,就诊的及时性、药品供应等各方面都受到影响。有的患者由于断药造成病情复发,有的患者出现症状波动,或者发生与新冠肺炎相关的心理行为情绪问题。

随着新冠肺炎疫情防控进入决战决胜后的新阶段,我们编辑了本书,其目的在于通过总结疫情给精神障碍患者带来的冲击和病情变化,关注疫情带来的心理创伤,帮助精神科临床医护人员、心理学从业者及患者本人更好地理解疫情对疾病的影响,并进行有效的干预与引导,更好地预防心理行为问题的发生或加重。

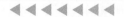

  本文的作者均来自湖南省脑科医院、中南大学湘雅二医院的精神科医生或心理治疗师,案例均取自疫情期间前来就诊或住院的门诊或住院精神障碍患者。通过以疫情期间接诊的案例开头,再对该类障碍进行分析,有些章节还附带自评量表,可帮助民众进行自我评估,加深对自己的了解。

2020 年 6 月 22 日

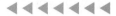

目　录

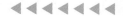

第一章　失眠障碍

第一节　案　　例

一位40多岁的女性患者,既往偶尔出现失眠的情况。但自从今年春节开始,因为疫情的原因,担心自己或家人会感染新冠肺炎,每天花很多时间看手机,有时从晚上从上午九十点看到凌晨两三点还不能入睡,特别关注新冠肺炎的发病人数、自己小区及周围小区有没有人发病……尤其是看到防护措施里的"家里要多开窗通风",开窗担心病毒进来,不开窗怕病毒出不去,每天纠结在开与不开之中,导致她晚上睡不着,白天很困,头昏脑涨没精神,且特别紧张,坐立不安,白天大部分时间躺在床上,但又不能入睡。

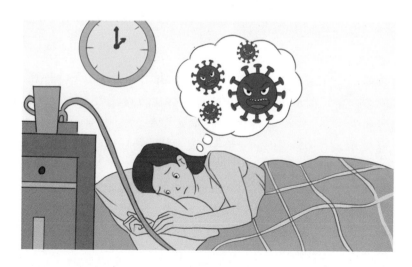

后来疫情得到了很好地控制后,她还是有所担心,怕自己接触到隐性感染者(无症状感染者)而被感染,因而前段时间一直不敢出门,更不敢来医院看病。最近她了解到区域内没有一个感染者,尽管对疫情的担心明显减轻,但睡眠质量仍然很差,再加上已经开始上班了,失眠情况严重影响到自己的工作、生活,觉得自己实在是熬不住了,所以来到精神卫生专科机构就诊。

第二节　失眠,你了解多少

一、什么是失眠

失眠是指尽管有充足的睡眠机会和良好的睡眠环境,仍持续出现睡眠起始困难(很难入睡)、睡眠时间减少、睡眠完整性破坏(比如间歇性醒来)或睡眠质量下降,并引起相关的日间功能损害(比如影响工作、学习、生活、情绪状况等)。

按照失眠障碍的国际分类诊断标准,如果入睡困难、睡眠维持困难或早醒,且再入睡困难,每周至少出现3晚,且持续时间超过3个月,就可以诊断为慢性失眠障碍;如果时间短于3个月,就称为短期失眠障碍。

二、怎样的失眠就必须看医生

如果符合慢性失眠的诊断标准,就必须就医了。对于短期失眠,且进行相关自我调整后仍不见好转,建议尽早就医,以避免急性失眠发展成慢性失眠后,治疗难度加大,治疗周期延长。

三、失眠的发生情况怎样

其实,失眠的你一点都不孤单。随着社会节奏的加快,人们生活、工作、学习等各种压力不断加大,另外,互联网和电子产品被广泛使用,失眠的发生率越来越高。据世界卫生组织统计,全球睡眠障碍发病率高达27%。国外流行病学调查显示,有些国家成年人失眠的发生率为33%~50%;另外有研究显示,有30%~60%的老年人会受到失眠的困扰。中国睡眠研究会2016年调查结果显示:中国成年人失眠发生率为38.2%,超过3亿中国人有睡眠障碍,且这个数据在逐年攀升中,高于发达国家失眠的发生率。

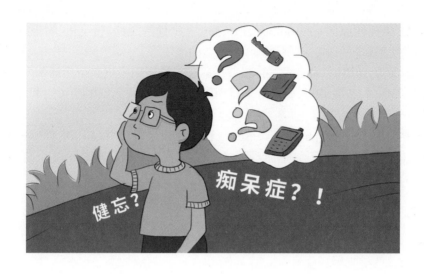

四、人为什么需要睡眠

睡眠是大脑周期性活动的一个重要组成部分,是大脑生理功能的一种休整状态。睡眠时间占据我们人生的三分之一,同时滋养着另外的三分之二,睡眠对我们保持健康尤其重要。

睡眠在恢复精力、体力、保护大脑等诸多方面都有非常重要的作用,尤其是在增强抵抗力方面。有研究显示,白细胞介素 1(IL-1)活性与慢波睡眠(深睡眠)的起始相关,体内肿瘤坏死因子(TNF)和白细胞介素 1β(IL-1β)的峰值均出现于慢波睡眠期。睡眠剥夺后 48 小时淋巴细胞 DNA 合成降低;被剥夺 72 小时会有吞噬细胞功能降低;一整晚睡眠剥夺后,CD4、CD16、CD56、CD57 淋巴细胞受抑制。有实验对小白鼠进行慢性睡眠剥夺,两三周后发现小鼠死亡,究其死因是免疫力低下导致感染后败血症死亡。因此,正常的睡眠对于保障机体的免疫系统功能十分重要。长时间睡眠不好,成年人发生肥胖、高血压、高血脂、糖尿病、冠心病,甚至脑卒中的风险会增加,患肿瘤的风险也会增加,会导致机体的抵抗力减退、情绪变得不稳定、记忆力、认知力减退,患老年痴呆的风险也会增加。

因此,要想保持身心健康,首先要有良好睡眠。

五、哪些原因容易导致失眠

事实上临床上的失眠很大一部分不是原发性失眠,而只是其他疾病的一部分,原发性失眠约占失眠总数的三分之一。引起或促发失眠的原因很多,我们在临床上把引起失眠的原因总结为以下"5P"。

1. 生理性原因（physiological causes） 如时差、乘车船飞机、噪声、高热、寒冷、生活环境的改变、住所的变化、嘈杂的环境等。

2. 药物性原因（pharmacological causes） 如服用中枢兴奋药如苯丙胺、哌甲酯、咖啡因、茶碱、甲状腺素等均可引起失眠，长期服用安眠药可引起反跳性失眠。

3. 躯体性原因（physical causes） 很多躯体疾病可引起失眠，如躯体慢性疼痛、睡眠呼吸暂停低通气综合征、瘙痒、咳喘等均可引起睡眠障碍。

4. 心理性原因（psychological causes） 生活和工作中的各种不愉快事件，造成个体发生抑郁、焦虑、紧张等应激反应时，可表现为失眠。

5. 精神性原因（psychiatric causes） 精神疾病引起的失眠，如精神分裂症在被害妄想的影响下会失眠、躁狂状态因昼夜兴奋不安而少眠或不眠以及抑郁症导致的早醒等。

六、为什么自己努力睡觉,反而会加重失眠

每个人都希望拥有一个良好的睡眠。当出现急性失眠时，很多人都会采取一些自我调整方法，但往往有部分人不仅没有好转，反而会加重失眠。那么，自我调整失眠，有哪些常见的误区呢？

(一) 增加卧床时间

很多失眠症患者因为晚上没睡好，就增加白天卧床时间，甚至整天躺在床上，想"把失去的睡眠补回来"，即使睡不着也要躺在床上休息。但事实上，这种增加卧床时间的方法不仅对睡眠没有帮助，还会破坏睡眠。

(二) 借酒助眠

有的人认为酒精有助于睡眠，喜欢在睡前喝点酒，甚至有的失眠者还以此作为治疗失眠的方法，实际上这是一种误解，因为酒精会在一定程度上干扰睡眠。由于酒精的镇静作用，睡前喝酒虽然能缩短入睡时间，但总睡眠时间会显著减少。有研究表明，大量饮酒会导致睡眠稳态受损，引起睡眠结构改变。也就是说，通过饮酒获得的大多数都是浅睡眠，睡眠中觉醒次数会增多，使睡眠变得断断续续，会造成早醒、易醒现象。因此，对于睡眠不良者，睡前4~6小时内不宜饮酒。

同样，咖啡、茶、烟等对睡眠也有影响。另外，有睡不好的人会自行购药调整睡眠，这也是不可取的方法，建议在医生的指导下用药。

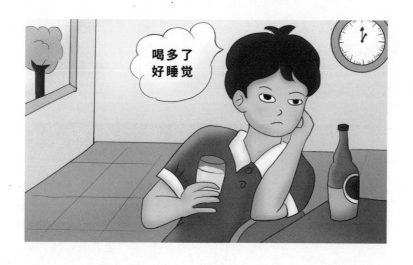

七、失眠的自我调节方法

如果长期失眠,确实危害很大。失眠会影响小朋友的生长发育;导致注意力不集中,学习、工作效率降低;会让人憔悴,容易衰老;会使机体免疫力下降,影响多器官系统,会增加高血压、糖尿病、冠心病,甚至增加老年痴呆、癌症等疾病的发病风险。同时,失眠也会影响情绪,导致焦虑,甚至抑郁。此外,失眠还会影响精神精力,导致我们出现头昏、头痛等身体不适。因此,学会一些自我调整睡眠的方法尤为重要。下面介绍一些自我调节的方法,可以尝试一下。

(一)保持良好的睡眠习惯

保持规律的作息尤其重要,即使是你昨晚失眠了,今晨仍要像过往一样按时起床,保持生物钟的节律性。白天不要过度补觉,以免降低睡眠压力,影响晚上的入睡和夜间的睡眠时长。不然第二天晚上又睡不好,第三天又要补觉,这样恶性循环严重破坏生物钟的稳定性。

生物钟又叫昼夜节律,它的存在已经被科学研究证明,昼夜节律是写在基因里的,基因所控制的蛋白分子控制着人的活动。2017 年的诺贝尔生理学或医学奖颁给了三位发现生物体中控制昼夜节律分子机制的科学家。生物钟内置在每个人的体内,它要求身体像我们的祖先一样,日出而作,日落而息。这个生理周期并不会随着电灯发明、电子产品日新月异而改变,更不会为了配合我们的生活节奏而改变。违背昼夜节律,该睡的时候不睡觉,缺失的睡眠就再也无法补回来了,身体就会受到疾病的惩罚。

所以,我们要像平时一样定时上床,定时起床,一般以晚上 10∶00—11∶00 上床睡觉,早上 6∶00—7∶00 起床比较好。睡不好的人中午尽量不要午睡,即使是有午睡习惯的人,中午躺在床上的时间也不要太长,以 20~30 分钟为宜

(即使没睡着,也要起来)。尤其是很多人晚上没睡好,白天使劲补觉,花很多时间躺在床上,其实这是错误的做法,不仅对睡眠没有帮助,还会有很多反作用,比如会影响入睡,影响夜间睡眠的连续性导致晚上老是醒来,会影响深睡眠,有些人还会出现多梦等情况。

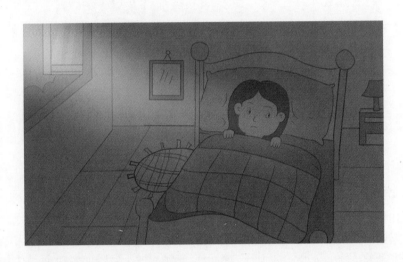

(二) 舒适而纯粹的睡眠环境

安静而舒适的睡眠环境、昏暗的灯光(最好关灯),软硬适度的枕头、床垫,松软的被子和棉质宽松的睡衣等,对维持良好睡眠都有帮助。另外,睡前卧室开窗通风、适宜的卧室温度,也很重要。

纯粹的睡眠环境是指卧室只用来睡觉和夫妻生活。其他所有活动都要搬离卧室,比如不要在卧室看电视、办公、看书报等,因为过多的卧床,也会破坏床对睡眠的暗示性,破坏床和睡眠一对一的条件反射关系,从而影响睡眠。

(三) 要有正确的睡眠姿势

建议胎儿型睡姿,面向非重要的一侧(惯用右手则面向左侧),当然,也要根据你自身的习惯。一般人仰卧位,特殊的患者,比如打鼾者,采用右侧卧位比较好。尽量不要俯卧位睡觉。

(四) 搭配均衡的饮食结构

三餐饮食要规律、清淡,不吃过度辛辣和油腻的食物,不吃宵夜,下午开始尽量不喝茶和咖啡,晚上不要喝酒、抽烟等,这些对睡眠都会有帮助。8 种有助于睡眠的食物:牛奶、核桃、小米、葵花子、大枣、蜂蜜、醋、全麦面包;易引起失眠的食物:含咖啡因的食物、晚餐吃辛辣食物、晚餐吃油腻食物、睡前饮酒,消化过程中产生较多气体的食物,如豆类、大白菜、玉米、香蕉等。

（五）坚持睡觉之前先静心

针对疫情引起的焦虑，首先，我们要科学地认识新冠肺炎，减少对疫情的过度关注，只从官网获得疫情相关信息，且每天浏览网页的时间不要太长，控制在半小时以内。同时用放松呼吸、正念、冥想、全身性肌肉放松训练等方法来缓解焦虑。在精神心理学上，认为抑郁和焦虑就像一对孪生姐妹，那么，焦虑和失眠经常相伴，且互相影响，焦虑会影响睡眠，失眠会加重焦虑。偶尔一两个晚上的失眠，对我们的健康不会有太大的影响，很多人都会出现，这也是一个正常现象。其次，对于焦虑素质的个体，可以将下午晚些时候，比如下午四点到五点之间，设置为焦虑时间，把你要担心的事情写下来，记下来，担心过后，晚上就不要再去想了，放松睡觉。再次，尝试一些放松的方法，比如正念、冥想、渐进式肌肉放松训练等。在这里，教大家一个简单的放松呼吸方法：坐着、站着或舒适的躺着均可，一只手平放在胸腔位置，另一只手平放在腹腔位置，先缓慢均匀地吸气，时长大约 3 秒（将腹腔吸满），然后停顿 3 秒，开始缓慢吐气，时长大约 5 秒，把气吐完；然后停顿 3 秒，开始下一轮呼吸，保持"3-3-5-3"的节奏（当然，你也可以根据你的习惯设置节律的呼吸时间，一般注意吐气比吸气时间稍长即可，你也可以不停顿）。呼吸时把注意力放在感受腹腔的起伏和气流的进出上（如体会气流的温度变化、到达呼吸道的位置等，把注意力专注在呼吸上即可）。当然，这是一个教你放松缓解焦虑的方法，不能让你立马能够入睡，但经过一段时间的练习，对你的睡眠一定会很有帮助（一般 3 周左右开始效果很明显）。心静下来了，自然好睡觉。

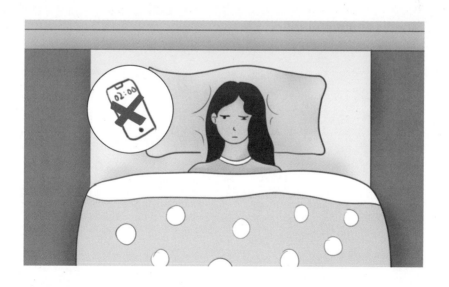

（六）睡前避免使用手机等电子产品

睡前开始不要看手机，因为手机屏发出的光尤其是蓝光，会抑制松果体褪黑素的分泌。我们知道，褪黑素是调整我们睡眠节律的最重要的内源性激素，视网膜感知的光暗信息对褪黑素的分泌有最重要的调整作用。

另外，保持运动锻炼的习惯，对睡眠也有帮助，但睡前2~3小时内不要做剧烈运动，不要看剧情激烈、让人激动的电影，这些行为会对睡眠产生不良影响。

正确地认识睡眠对维持良好的睡眠也非常必要。健康睡眠不以时间为标准，不是非要睡8个小时或9个小时，不管你睡几个小时，只要对自己睡眠的时间和质量是满意的，睡眠能够满足你工作、生活、学习的需要，那就是健康睡眠。

如果经过以上自我调整，你的睡眠情况仍然不能得到很好的改善，就请到专科医院寻求帮助，专业医生会根据你的具体情况，考虑综合用药治疗、心理治疗及物理治疗，来系统改善你的睡眠状况。

（曾宪祥）

第二章　焦　虑　障　碍

第一节　案　例

杨大姐,48岁,自今年春节期间新冠肺炎疫情暴发以来,她就开始出现每天不停地刷手机,关注哪里有多少人确诊、重症患者新增了多少、死亡病例增加了多少等,非常担心自己和家人会不慎被感染,每隔1个小时就测一次体温,嗓子稍微痒一下就觉得自己已感染了。在疫情最严重的时候,三令五申不能出门,她还是不放心自己的身体,隔三岔五跑到医院去找医生"确诊"。到医院就诊后医生告知其没有感染,杨大姐回家后还是会坐立不安,担心自己在医院的时候是不是接触到了新冠肺炎患者而感染了病毒。

随着疫情在国内逐渐被控制,人们在继续保持戴口罩、勤洗手等自我防护的前提下,将防疫抗疫常态化,生活逐渐恢复常态。杨大姐却仍然神经紧绷,不敢出门,更不敢回单位上班,每天依然花大量的时间刷手机,时刻关注着国外的疫情,时刻担心国内疫情受国外影响而二次暴发等。

众所周知,疫情发展形势严峻,国内也是只取得阶段性胜利,大家保持适度的紧张是正常的,这能提醒我们继续做好防护。但如果一直处于高度紧张、担心、恐慌等焦虑状态,我们的生活因此而受到的负面影响就可能会超过新冠疫情本身带来的影响了。

第二节　焦虑相关知识

一、什么是焦虑？焦虑患者会有哪些表现

焦虑是人们在应激状态下（比如遇到突如其来的新冠肺炎疫情或者其他对人们的工作、生活造成严重影响的事件后）的情感反应，是人体的防御性反应。

（一）正常焦虑反应

人们在面对现实的潜在挑战或威胁时会产生焦虑情绪反应，且这种情绪反应与现实威胁的事实相符合，是一个人在面临不能控制的事件或情景时的一般反应。其强度与现实威胁的程度一致，随着现实威胁的消退，这些反应也会自然减少甚至消失。它有利于个体调动身体的潜能和资源来应对现实的威胁，逐渐获得应对挑战所需要的控制感及有效地解决问题的措施，因而对个体来说具有积极的作用。它是人类适应和解决问题的基本情绪反应，是人类在进化过程中形成的一种适应和应对环境的一种情绪和行为的反应方式。

（二）病理性焦虑

病理性焦虑指持续的无具体原因地感到紧张不安，或无现实依据地预感到灾难、威胁或大祸临头，伴明显的自主神经功能紊乱及运动性不安，常常主观痛苦感强烈或有明显的社会功能受损。它与正常焦虑反应相比有以下特点：

1. 焦虑情绪的强度并无现实的基础或与现实威胁的程度明显不相称。例如目前国内疫情已明显得到控制，但仍保持着像疫情最严重时那样小心翼翼的状态，觉得做什么都可能被感染。因而这时候的焦虑会导致强烈的精神痛苦和自我效能的下降。

2. 焦虑情绪相对持久，且并不随客观问题的解决而消失，常常与人格特征有关。

3. 表现自主神经系统症状为特征的紧张的情绪状态，包括胸部不适、心悸、气短等。

适当的焦虑对于人体有保护性作用，故多数不需医学处理，但严重且持久不退的焦虑，则需要加以关注，应该及时就医诊治。

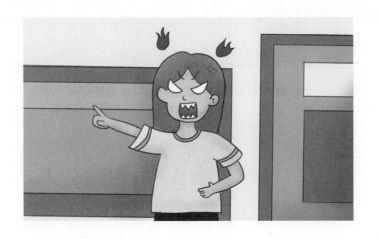

二、常见的焦虑反应

(一) 情绪变化

总是感到紧张、担心、害怕、恐惧、恐慌,过度警觉,心情烦躁,容易发脾气,一点小事就暴跳如雷,经常抱怨,过分关注疫情信息,并因此感到悲伤、愤怒,甚至是绝望。

(二) 躯体反应

坐立不安、心慌胸闷、心跳加快、呼吸不畅,甚至感到憋气。有的则经常会有头晕头痛、恶心、腹胀、腹泻、食欲差、尿频尿急、潮热多汗、肌肉紧张及震颤、全身乏力、肩背疼痛等症状。也有的表现为入睡困难、睡眠浅、易惊醒、早醒、多梦且多为噩梦等。

(三) 社会功能失调

注意力难以集中,记忆力下降,总是想些与当下无关的事,难以做决定,敏感多疑、对他人过度防范,人际关系紧张等。反复查看疫情相关信息,反复测体温,反复洗手,过度消毒杀菌等。有的则是逃避或回避疫情相关的信息,拒不接受官方报道的真实数据。自我封闭、减少社交活动,严重者可能有一些攻击行为等。

三、为什么会焦虑

焦虑往往是因为我们对自己或周围的环境存在不确定感、失控感。考试前我们对自己的知识储备没有把握,担心自己考不出理想的成绩,可能就会出现考前失眠、尿频、腹泻等一系列焦虑症状。新型冠状病毒是一种新发的病毒,即便是国内疫情已得到很好控制的今天,人们对它的认识和了解还不够充分。这种失控让人们觉得不安全,担心疫情可能会造成难以承受的、严重的危害。这就是焦虑产生的原因。

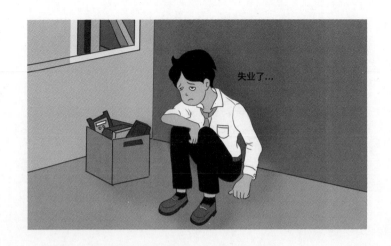

有没有工具可以帮助自己判断是不是焦虑过头了？

以下的测试题可以用于初步测评自己的焦虑程度。

共有 20 道题，请仔细阅读每一道题，根据你最近一个星期的实际感觉，选择适合的答案。

焦虑自评量表测试（SAS）

1. 觉得比平常容易紧张和着急

①很少　　　　②有时　　　　③经常　　　　④持续

2. 无缘无故地感到害怕

①很少　　　　②有时　　　　③经常　　　　④持续

3. 容易心里烦乱或觉得惊恐

①很少　　　　②有时　　　　③经常　　　　④持续

4. 觉得可能要发疯

①很少　　　　②有时　　　　③经常　　　　④持续

5. 觉得一切都很好，也不会发生什么不幸

①很少　　　　②有时　　　　③经常　　　　④持续

6. 手脚发抖打颤

①很少　　　　②有时　　　　③经常　　　　④持续

7. 因为头痛、头颈痛和背痛而苦恼

①很少　　　　②有时　　　　③经常　　　　④持续

8. 感觉容易衰弱和疲乏

①很少　　　　②有时　　　　③经常　　　　④持续

9. 觉得心平气和,并且容易安静地坐着

①很少　　　　②有时　　　　③经常　　　　④持续

10. 觉得心跳得很快

①很少　　　　②有时　　　　③经常　　　　④持续

11. 因为一阵阵头晕而苦恼

①很少　　　　②有时　　　　③经常　　　　④持续

12. 有晕倒发作,或觉得要晕倒似的

①很少　　　　②有时　　　　③经常　　　　④持续

13. 吸气呼气都感到很容易

①很少　　　　②有时　　　　③经常　　　　④持续

14. 手脚麻木和刺痛

①很少　　　　②有时　　　　③经常　　　　④持续

15. 因为胃痛和消化不良而苦恼

①很少　　　　②有时　　　　③经常　　　　④持续

16. 常常要小便

①很少　　　　②有时　　　　③经常　　　　④持续

17. 手常常是干燥温暖的

①很少　　　　②有时　　　　③经常　　　　④持续

18. 脸红发热

①很少　　　　②有时　　　　③经常　　　　④持续

19. 容易入睡并且睡得很好

①很少　　　　②有时　　　　③经常　　　　④持续

20. 做噩梦

①很少　　　　②有时　　　　③经常　　　　④持续

计分说明:

第5、9、13、17、19题,①=4分;②=3分;③=2分;④=1分。其余题目,①=1分;②=2分;③=3分;④=4分。

分数计算:

把20道题的得分相加即为粗分,粗分乘以1.25取整数,即得到标准分。

分数说明:

中国焦虑评定的分界值为50分,分数越高,焦虑倾向越明显。49分以下为正常;50~59分为轻度;60~69分为中度;69分以上是重度。

四、焦虑了,怎么办

当我们发现自己或家人处于不同程度的焦虑状态时,如何应对便是我们下一步该考虑的问题了。

正常的焦虑情绪对我们人类有警醒和保护作用,如我们在爬山时,焦虑帮助我们保持警惕,时刻留意脚下的路,避免摔下山。疫情期间,焦虑也起到了这样的作用,它让我们记得要注意保持 1.5 米的社交距离、减少出门、不聚集、不聚餐、出门戴口罩、接触了公共物品或回家后及时洗手等;医务人员穿戴防护服、护目镜、手套、帽子等防护设备再接诊患者。由此可见,适度的焦虑,对于每个个体甚至是整个国家度过危机具有积极作用。但是过度的焦虑,却可能让我们陷入新的危机。

你一定听说过在疫情最严重时的以下传闻。有人因为担心被感染,一天测十几次体温,身体稍有一点不适就不停地往医院跑,最后反而因为在路上或医院里接触到未被确诊的新冠患者,而不幸感染。有人因为担心口罩不够用,用仅剩的一枚口罩跑到药店排队买口罩,结果口罩售罄,自己却消耗掉了本可以留着应急的口罩。还有人听信谣言,以为双黄连口服液可以治疗新冠肺炎,却苦于买不到双黄连口服液,转而买双黄莲蓉月饼。以上种种均让人啼笑皆非,也反映了人们在过度焦虑时,失去了理智的判断,行为变得失控。

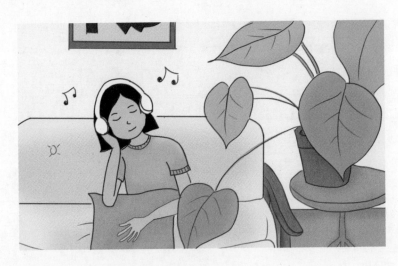

面对过度的焦虑情绪,我们可以这样做:

(一) 焦虑程度轻的可以学着按如下方式自我调节情绪

1. 尽可能恢复日常的工作、生活,制订计划,合理安排作息,保证充足的睡眠与休息,做到张弛有度。

2. 限制自己关注新冠肺炎疫情的时间，并且从官方途径获取信息，不看朋友圈、微信群、微博等网络上的不靠谱消息。不信谣、不传谣。

3. 继续做好自我防护，出门戴好口罩，勤洗手。不聚集、不聚餐，如不得不聚餐则采用分餐制。

4. 多倾诉，试着表达自己的感受和情绪，让自己的焦虑情绪在倾诉中得到宣泄。

5. 业余时间适当安排娱乐活动，在家听歌、看电影，以及有节制地追剧、打网游，都不失为有效的缓解焦虑的好方法。

6. 坚持体育锻炼，保持良好的体质，增强免疫力，让自己更有信心打赢抗疫的持久战。

7. 练习腹式呼吸，把手放在肚脐上，吸气时腹部向外鼓起，感觉好像是空气直接进入腹部，呼气时腹部向内塌陷，感觉到手随着呼吸微微抬放。腹部呼吸能让人很快地放松下来，达到缓解焦虑的作用。

（二）焦虑程度高怎么办

焦虑评分高者，或自己感觉生活严重受影响者，可寻求专业的帮助，接受心理治疗或脑电生物反馈、重复经颅磁刺激等物理治疗。必要时还可以在精神科医生的指导下服用药物治疗。本文仅针对心理治疗进行简单介绍。

针对焦虑的心理治疗方法包括：解释性心理治疗、放松治疗、认知行为治疗、催眠治疗、正念治疗等。不同的心理治疗方法各有其特点，不同的心理治疗师擅长的方法也各不相同，但坚持规律的心理治疗对于无法自我调节情绪者是非常有帮助的。但需要注意的是，目前社会上充斥着很多并未受过正规培训也无正规资质的人群，他们收费昂贵，却并不能真正解决问题，甚至可能会将人引入歧途。所以在寻求帮助的时候，需注意甄别。

介绍一种大家自己也可以简单练习的方法：正念。正念是近几年来被广泛推荐的一种新的心理治疗方法。它是指有意识地、不带评判地对当下的觉察。它能培育觉知力和注意力，坚持练习对于缓解焦虑非常有帮助。正念的练习，有以下几个核心理念：

1. 不评判　这是一种客观、不偏不倚的态度。在练习过程中，对自己可能会有的情绪、身体感受等不做任何评判。哪怕在这个过程中走神了、分心了，也不评价自己"笨死了！为什么不能完成这么简单的事呢？"

2. 接纳　接纳是指接纳自己及周遭事物本来的样子，包括正面的及负面的。例如：面对尚未彻底结束的疫情，接受自己会有害怕、恐惧、担心等焦虑情绪，而不是否认和排斥它们。

3. 感恩　在天灾人祸面前，大部分人都难免会怨天尤人，但这无益于我们情绪的舒缓。而学着去感恩会改变我们对待自己和他人的态度和方式，帮助我们觉察并理解和支持我们自己和身边的每一个人。例如:感恩身边陪伴自己的每个人;感恩自己在重大疫情前的努力坚持;感恩自己复工复产为经济复苏做贡献。

4. 与当下现实环境的连接　因为焦虑情绪作祟,你心里难免会七上八下,感觉自己像在无边无际的大海上漂流而看不到岸在哪里,不知道什么时候是个头。因此你不停地打听内幕消息,不停地上网去查看疫情,不停地在各个微信群里找那些不知是确定的消息还是谣言的聊天记录。你的心似乎在看到消息的那一刻找到了一些确定感,但很快又重新陷入这种虚空感里,于是你不停重复上述过程,也便反复地在经历着悲观与乐观交替的过程而带来的强烈的情绪冲击。

你应该试着停下来,停下你无谓的想象,将你的注意力带回到当下、此时此刻自己的"五感"上,去体会你的视觉、听觉、嗅觉、味觉和触觉,并通过它们,将你从虚无的焦虑情绪中拉回现实来,增强你对生命力的确定感,提升你的专注力与幸福感。例如:仔细地观察你即将品尝的食物的样子,甚至先试着闻一闻它,而不是不假思索地一口吞掉它。

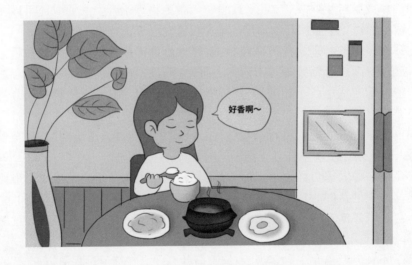

现在我邀请你找到一个不被打扰的地方,用上述正念的方法去练习我们每时每刻都在做的事情——呼吸,希望你能通过这样的练习,与你过度的焦虑情绪达成和解,享受当下的每一个时刻。

正念练习之"三步呼吸空间"

(1)无论你现在是站着还是坐着,请先把身体挺直,然后让自己开始觉察当下,进入呼吸空间。如果可能的话,或是当下的情境适合的话,允许自己将眼睛闭上，或者也可以睁着眼睛。无论是闭着眼睛，还是睁着眼睛，让自己觉察内在的体验，对它开放，并问自己，我现在所体验到的是什么，心里的念头、想法是什么？尽可能地让自己注意到这些心理活动的念头、想法，也许你可以觉察这些念头的内容，将其化为文字。此刻又升起什么样的情绪，开放对这些情绪的感觉，无论是愉悦的或是不愉悦的情绪。此刻身体的感觉又是怎么样的？也许可以快速地扫描一下身体，观察身体有哪些部位比较紧绷。

（2）请集中所有的觉知，将注意力放在呼吸所带来的身体感觉上，放在呼吸上。去留意在你呼吸的时候身体的哪个部位感觉最明显，也许是在鼻尖，也许是在喉咙，也许是在胸部，也许是在腹部。去觉察腹部随着呼吸的起伏。感觉腹部在吸气的时候向外扩张，在呼气的时候向内塌陷。保持全然的觉知，深深地吸气，深深地呼气，让呼吸带着你安住在当下。

（3）将你对呼吸的觉察拓展开来，除了感受呼吸的身体感觉之外，也感受着身体的整体感，你的姿势，你的面部表情，从内心里去感觉这些样貌。如果你开始觉察到任何的不舒适、紧张、抵抗，试着在每次吸气时温和地将呼吸带到身体的那些部位。并从那些部位呼气，也许你会在每次呼气时慢慢感觉到舒缓放松。如果你愿意的话，也许也可以在每次呼气时对自己说，它就在这里，不管那些感觉是什么，它已经在这里了，我接受它的存在，让我去感觉它吧。

现在尽可能地把这份宽广、浩渺、接纳的觉知带到你的下一个时刻，一天里的每一个时刻，无论你在何处，让这样的体验自然地展开。

（唐佩茜）

第三章 强迫障碍

第一节 案 例

张某,男,20岁,大二学生。自诉从中学开始就是一个对自己要求很严格、追求完美的人。因学习压力很大,出现总是担心字写错,反复核对;上完厕所后总觉得拉链没拉好,需要反复多次检查;桌子上的物品一定要按照同一个方向摆好,否则心理就会不安。为了检查字、拉链、摆放物品等,患者浪费了很多时间,影响了学习的效率,有时上课都无法集中注意力,患者为此感到非常烦恼,患者曾反复告诫自己,任何问题都只检查3遍,3遍过后出了问题都不管了。慢慢地患者反复检查的动作有所控制,但心里仍是长时间处在不安中,曾在当地看过几次心理医生,觉得医生和他说的道理他都知道,也没有太明显的作用,也因为担心药物不良反应等问题,一直不敢用药。自从2020年年初新冠肺炎疫情暴发以来,患者每天都待在家里,不愿意出门,时时刻刻都在关注新冠肺炎疫情的情况,总是惶惶不安,然后开始出现过度"爱干净"的行为,比如每天都要洗五六次澡,每天都要洗几十次手,而且每次洗澡、洗手的时间特别长。

张某自诉总是觉得周围空气中到处都是病毒,一段时间不洗,就觉得浑身难受,了解新冠肺炎病毒的传播方式后,患者觉得没必要这样反复洗,待在家里是很安全的。但一段时间不清洗,就浑身像"针扎"一样,很难受,坐立不安,不能集中注意力,脑子里全是洗澡的念头,洗完之后就会感觉"全身轻松"了。一两个小时后又会出现这种情况,这个过程在最近一个多月里反复发生,患者感到很苦恼,整日都惶惶不安,度日如年,晚上也夜不能寐,白天更是浑浑噩噩,茶饭不思。家人发现了患者的异常,遂陪同患者来精神卫生专科医院就诊。

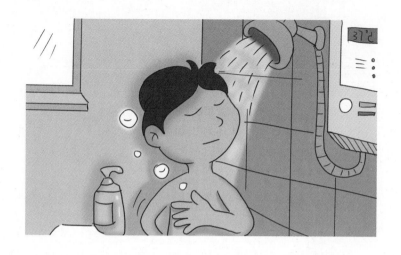

患者既往体健,系家中独子,幼年生长发育正常。成长过程中无重大精神创伤史,病前性格比较内向,好强、固执、认真,是一个完美主义者。人际关系一般,3个月前学校的生活及学习基本能够胜任,但患者做事慢,效率低,学习成绩差,多门考试挂科。

经过专家的仔细问诊、完善相关检查及测评后,考虑为"强迫障碍"。

第二节　强迫障碍相关知识

一、什么是强迫障碍

强迫障碍又称为强迫-冲动障碍,是以强迫观念和强迫动作为主要表现的一种神经症性障碍,以有意识的自我强迫与有意识的自我反强迫为特征。患者明知强迫症状的持续存在毫无意义且不合理,却不能克制,症状反复出现,愈是企图努力抵制,反而愈能感到紧张和痛苦。病程迁延者可以仪式性动作为主要表现,这样虽精神痛苦可显著缓解,但其社会功能已严重受损。

强迫障碍是一种精神障碍,主要表现为持久的心理冲突,患者觉察到或体验到这种冲突,并因之深感痛苦且妨碍心理功能或社会功能,但没有任何可证实的器质性病理基础。其特点有:

1. 症状反复,持续出现,患者完全能够觉察。

2. 症状具有"属我"性,是主观活动的产物,既非外力所致,又非我所愿。

3. 自身内心体验焦虑痛苦,社会功能受损。

4. 强迫与反强迫同时存在(患者明明知道症状是不应该、不合理、不必要、无意义的,并有一种强烈抵抗的欲望,但难以控制和摆脱)。

二、什么是强迫观念和强迫行为

(一) 强迫观念

1. 反复持续的思想、渴求或意向,在病程的某些时间体验到的,为闯入性的和不想要的,在大多数患者中引起显著的焦虑和苦恼。

2. 患者企图忽视和压制这些思想、渴求或意向,或以其他思想或者行为来中和他们(例如通过一种强迫行为)。

(二) 强迫行为

1. 患者感到为了被迫作为强迫思维的反应或者按照应该僵硬执行的规则而不得不进行的重复行为(例如:洗手、排次序、核对)或精神活动(例如:祈祷、计数、默默地重复字词)。

2. 这些行为的目的在于预防或者减少焦虑或者苦恼,或预防出现某件可怕的事件或者情景,然而这些行为或精神活动与打算中和或预防的事件或情景缺乏事实联系,或显然是过分了。

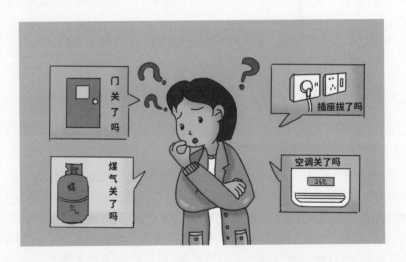

三、强迫观念和强迫行为有哪些具体的表现

(一) 强迫观念常见的表现

1. 强迫性穷思竭虑　对日常生活中的一些事情或自然现象,寻根究底,明知缺乏意义。例如:为什么太阳只从东边升起? 秋天叶子为什么会变黄? 为什么把桌子叫桌子而不叫椅子?

2. 强迫怀疑　对自己言行的正确性反复怀疑。例如:反复确认是否关闭门窗;抽屉是否合上;煤气是否关掉;答题卡涂了吗;信是否寄出。

3. 强迫联想　反复联想一系列不幸事件会发生,虽明知不可能,却不能克制,并激起情绪紧张和恐惧。例如:看到有人吐了一口痰,就会想到那个人是否患有某种传染病,病毒会不会传到自己这里。

4. 强迫性回忆　反复回忆曾经做过的无关紧要的事,虽明知无任何意义,却不能克制,非反复回忆不可。

5. 强迫表象　头脑里反复出现过去感觉到的体验,常常有令人感觉到不愉快甚至厌恶的场景。例如:总是闪现出过去看到过的恐怖场景、讨厌人的脸,有些甚至没什么特别的场景,只是会严重影响到患者的情绪和注意力,让患者特别排斥。

6. 患者体会到一种强烈的内在冲动要去做某种违背自己意愿的事,但一般不会转变为行动。例如:看到窗户脑子里就会冒出跳下去的念头,看到刀就会冒出拿着刀砍人的念头等。

（二）强迫行为常见的表现

1. 强迫洗涤　反复地洗手、洗澡、洗衣服等。

2. 强迫整理　总是要把所有的东西放得规规整整。

3. 强迫检查　反复检查门窗、煤气关好了没有。

4. 强迫计数　患者每当见到诸如电线杆、台阶、柱子等便不由自主地要依次点数,患者虽知此种计数毫无意义,但仍然要计数下去,否则即感心情不安。

5. 强迫询问　强迫症患者常常不相信自己,为了消除疑虑及穷思竭虑带来的焦虑,常常要求他人不厌其烦给予解释和保证,有些人可以在自己的脑子里自问自答,用来增强自信,使人安心。

6. 强迫性仪式行为　这是一套刻板重复的动作,这些动作对患者来说有特殊的意义,完成这种仪式的目的是获得幸运和吉兆,从而使内心感到安慰,如果仪式动作过程中有任何错漏,就必须重新再来一遍,患者明知道没用实际意义,但是摆脱不了。

四、从何而来

简单地说,强迫障碍的原因可分为生物学因素和心理社会因素,生物学因素主要包括:

1. 遗传因素　同卵双生子的同病率达 65%,一级亲属中强迫障碍的患病率为 15%~20%。脑功能因素,研究表明,强迫障碍患者额叶眶区、尾状核和基底节的局部脑皮质代谢增强。

2. 生化因素　几乎所有具有抗强迫作用的药物(如氯丙咪嗪、氟西汀、舍曲林等)均有 5-羟色胺(5-HT)回收抑制作用,而对 5-HT 回收作用较弱的抗抑郁剂（如阿米替林、丙咪嗪）则几乎没有抗强迫作用，故推测强迫症的发生与 5-HT 相关。

3. 人格因素　15%~35% 的强迫障碍患者病前具有强迫型人格障碍（此障碍并非强迫症的必要条件）。心理动力学派认为强迫行为来源于被压抑的攻击性冲动或性欲望。自我采用的与强迫障碍相关的防御机制有反向形成和消退。认知行为观点认为绝对化的认知的歪曲（如绝对性思考方式、完美主义的要求、过高的责任感和夸大危险的想象等）易于对重复出现的想法赋予负性评价。因为这些强迫想法中包含了威胁和对未来的伤害，对这些想法，患者会感到焦虑，于是会采取具体的或象征性的中和行为以预防和排除威胁或危险。回避或强迫行为减轻了焦虑，得到强化，形成持久的强迫症状。引起焦虑的强迫观念和减轻焦虑的强迫行为与精神仪式之间的恶性循环，形成了强迫症患者"自我搏斗"的核心征象。患者无法停下来，认为不进行中和将毁灭其良心，绝对性思考方式等认知曲解妨碍他们接受其他看法。

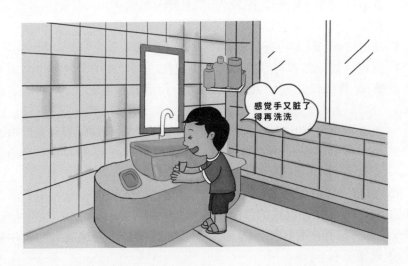

五、患强迫障碍的可能性有多大

根据 Weissman 多国精神疾病流行病学研究显示，强迫障碍的终生患病率为 1.9%~2.5%，年发病率为 1.1%~1.8%

六、如何判断

YALE-BROWN 强迫量表可以很好地帮助测评强迫障碍。

（一）强迫思维

强迫思维是指不愉快的、不希望出现的想法、观念、图像、冲动反复进入脑海中。它们往往与你自己的意愿违背。你对它们感到很厌恶,意识到它们是没有意义的,与你的个性不符。

1. 强迫思维占据时间 你有多少时间被强迫思维所占据? 是否经常出现? (不包括非强迫性的、与自我相协调的、过分而合理的反复思考,或沉湎于这种想法)。

0 : 无。

1 : 轻度。偶尔出现(一天内少于 1 小时)。

2 : 中度。经常出现(一天内 1~3 小时)。

3 : 重度。频繁出现(一天内 3~8 小时)。

4 : 极重度。近乎持续出现(一天内超过 8 小时)。

2. 社交或工作能力受强迫思维影响的程度 强迫思维使你在社交或工作中受到多少干扰? 有没有因此而使你不能完成某件事情? (如果患者现在没有工作,那么假设患者在工作,以评定其受干扰强度)。

0 : 无。

1 : 轻度。轻度影响社交或工作,但整体活动未受影响。

2 : 中度。肯定影响社交或工作,但还可加以控制。

3 : 重度。社交或工作受到相应程度的损害。

4 : 极重度。丧失社交或工作能力。

3. 强迫思维所致痛苦烦恼程度 你感受到多少痛苦烦恼?

0 : 无。

1 : 轻度。较少有痛苦烦恼,且程度较轻。

2 : 中度。经常有痛苦烦恼,但还能控制。

3 : 重度。感明显痛苦烦恼,且次数很多。

4 : 极重度。近乎持续感烦恼,以致什么事情都不能做。

4. 对强迫思维的抵制 你做过多少努力来摆脱强迫思维? 一旦强迫思维出现,你多少次试图转移注意力或不理会它? (在此对试图摆脱强迫思维所做的努力作评定,而不论事实上成功与否)。

0 : 一直努力去克服强迫思维,或者症状轻微而无须主动去抵制。

1 : 大部分时间里试图去克服。

2 : 做过一些努力试图去克服。

3 : 服从于所有强迫思维而没有克服的企图,但有些勉强。

4 : 完全并且乐意服从于所有的强迫思维。

5. 控制强迫思维的程度 你能控制住多少强迫思维? 你成功地阻止或转移了多少强迫思维?

0 : 完全能控制。

1：基本能控制。能通过做些努力和集中思想来阻止或转移强迫思维。

2：能控制一些。有时能阻止或转移强迫思维。

3：很少能控制。很少能成功地阻止强迫思维的进行。很难因转移注意力而摆脱强迫思维。

4：完全不能控制。完全无意地在体验强迫思维，很少甚至仅是瞬间地摆脱强迫思维。

（二）强迫动作或行为

强迫动作或行为是指你尽管意识到一些行为是没有意义的但仍要反复去做。有时你会阻止它们出现，但这很困难，不能做完这些行为会感到很焦虑。

1. 你在强迫行为上用了多少时间　你有多少时间用于强迫行为？是否经常出现？（如果强迫行为主要表现为有关日常生活的仪式动作，在日常活动中出现仪式动作时，完成这项活动所用时间比正常人多多少？（大多数的强迫动作是强迫性行为的表现，如反复洗手，但也有些强迫行为不容易被人察觉，如默默地反复核对。）

0：无。

1：轻度（每天少于 1 小时），或偶尔出现。

2：中度（每天 1~3 小时），或频繁出现（一天多于 8 次，但多数时间里没有。）

3：重度（每天 3~8 小时），或出现非常频繁（一天多于 8 次，且多数时间里都有。）

4：极重度（每天多于 8 小时），或几乎持续性出现（出现次数太多而无法统计，并且几乎每个小时都出现数次。）

2. 受强迫行为干扰的程度　强迫行为使你在社交或在工作中受到多少干扰？有没有因此使你不能做某些事情？（如果目前没有工作，则假定在工作来评定其受干扰程度。）

0：无。

1：轻度。轻度干扰社交或工作，但整体活动未受影响。

2：中度。明显干扰社交或工作，但还能控制。

3：重度。导致社交或工作相当程度受损。

4：极重度。丧失社交或工作能力。

3. 强迫行为所致痛苦烦恼程度　如果阻止你正在进行中的强迫行为，你会有什么感觉？你会变得多么焦虑？在进行强迫行为直至完成并感到满意为止的这个时期内，你感受到不安了吗？）

0：无。

1：轻度。阻止强迫行为后仅有轻度焦虑，或在进行强迫行为时只有轻度焦虑。

2：中度。在强迫行为受阻时，焦虑有所增加，但仍可忍受，或在执行强迫行为时，焦虑有所增加而仍可忍受。

3：重度。在执行强迫行为时，或被阻止执行时，出现显著持久的焦虑，且越来越感不安。

4：极重度。指在改变强迫行为的任何干预，或在执行强迫行为时焦虑体验难以忍受。

4. 对强迫行为产生的抵制程度　你做了多少努力以摆脱强迫行为？（只评所作的努力，而不论事实上成功与否。）

0：总在努力试图摆脱强迫行为，或症状轻微而无须摆脱。

1：大多数时间在试图摆脱。

2：做过一些努力欲摆脱。

3：执行所有的强迫行为，没有想控制它们的企图，但做时有些勉强。

4：完全并心甘情愿地执行所有的强迫行为。

5. 控制强迫行为的程度　你想执行强迫行为的内心驱动力有多强？你能控制住多少强迫行为？

0：完全控制。

1：基本能控制。感到有压力要去执行强迫行为，但往往能自主地控制住。

2：部分能控制。感到强烈的压力必须去执行强迫行为，不努力的话便控制不住。

3：很少能控制。有很强烈的欲望去执行强迫行为，费尽心力也只能延迟片刻。

4：不能控制。完全不由自主地想要去执行强迫行为，即使作片刻的延迟也几乎不能。

（三）YALE-BROWN 强迫量表的计分方法：

1. 轻度严重　6~15 分，单纯的强迫行为及强迫思维只需要 6~9 分。

处于轻度严重的强迫障碍患者，其症状已经对患者的生活学习或者工作开始产生一定的影响，患者的症状会随着环境及情绪的变化不断地波动，如果不能尽早解决，很容易会朝着严重的程度发展、泛化，此时是治疗的最好时机，建议尽早治疗。

2. 中度严重　16~25 分，单纯的强迫行为及强迫思维只需要 10~14 分。

这属于中等的强迫症状，表示症状的频率或严重程度已经对生活、学习、工作造成了明显的障碍，导致患者可能无法执行其原有的角色功能，甚至在没有出现有效的改善前，可能导致出现抑郁症状，甚至出现自杀念头，必须接受心理治疗或者药物治疗。

3. 重度严重　25 分以上，单纯的强迫行为及强迫思维只需要 15 分以上。

此时,患者的强迫症状已非常严重,完全无法执行原有的角色功能,甚至连衣食住行等生活功能都无法进行。通常患者已经无法出门,将自己禁锢家中,时刻都有强迫思考,时刻都在执行强迫行为。重度严重的患者极易出现抑郁症状,通常需要强制治疗。

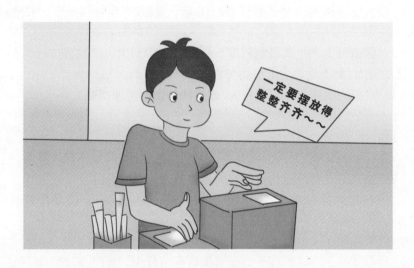

七、如何处理与调节

建议如果发现自身或者周围的亲人朋友存在上述强迫思维或者强迫行为,可以用上面的量表测评一下,如果达到了强迫障碍的标准,请立即到专业的医院,请专科的医生进行系统的治疗。

如果没有达到强迫障碍的标准,只是轻微的"爱干净",并未给生活、工作带来很大的影响的,不妨自己尝试着来调整。我们主要介绍的是系统脱敏疗法:患者把自己害怕的东西和场景、经常做的事情,从轻度到重度依次写出来,然后每天从最容易的事情入手,控制自己的行为。例如通过每天减少洗手的次数,从原来每天洗30遍,每次洗10分钟,减少到每天洗20遍,每次洗7分钟,直到只在饭前便后才洗手,每次不超过3分钟。

治疗过程中,患者可能会感觉特别难受,但是需要忍受痛苦,可以做一些放松训练,或通过运动分散注意力。一般经过几个月的治疗,患者就会感到真正轻松了。

对于强迫障碍,我们主要是要提高对它的重视,要早发现早治疗。

目前专科的治疗方面主要包括心理治疗(心理动力学治疗、行为治疗、认知治疗等)和药物治疗。请在专科医生的指导下使用药物,不要自行购买药物服用。

在医院治疗的同时,强迫症患者自身也可以做一些自我疗法,以达到增强治疗效果及缩短治疗时间的目的。

简单介绍两种强迫障碍的自我疗法:

(一)行为操作训练方法一

1. 尝试想象 你的思维飘忽不定,一会儿回到过去,一会儿跑到未来,你很苦恼,但你觉察到了,你在观察自己的念头。你只是在观察,不作任何评判,不压制也不认同……现在时间停止了,思维回到当下。

2. 心中默念 当下,当下,进入当下(当思维又离开了当下,你又觉察到了,你同样不压制、不认同)继续默念,当下……进入当下。你一直在观察自己的念头,暗示在继续,当下,当下……这声音像钟表、像鼓点一样敲击你的大脑,使思维渐渐回到当下。

这种方法可以用在当强迫思维出现的任一时刻。

(二)行为操作训练方法二

心中默念:现在非常安全,抛开一切伪装和面具,解除一切心理防御,不要有任何顾虑。想象真实的自己,是什么样就什么样,是历史,是真实的人格,是独特的存在,是第一时间的反应……渐渐地,体验到真实的自己是一个极度缺乏安全感的孩子,一直缺少关爱和肯定,情感长期被压抑,很无助,产生了叛逆的欲望……好,现在,要把真实的自己描述一下……试着发自内心地理解、承认和接纳自己。

动作要领:默念和想象过程中,闭上眼睛,深呼吸,呼……吸……呼……吸……放松。暗示结束睁开眼睛后把刚才所体验到的真实的自己说出来或者记录下来。

这一强迫症自我疗法行为训练需要在一个安静的环境专门实施。

(杨 凯)

第四章　抑　郁　障　碍

第一节　案　例

　　40多岁的女性，2年前，因为工作上的变化，觉得压力越来越大，早上不想去单位，去了单位也不想做事，做起事来又觉得根本做不动，完成不了就只能一拖再拖。渐渐地感觉自己体力也不支了，连说话都觉得累，朋友约逛街、家庭聚餐，一概都不愿参加，偶尔打打牌也不如以前开心了，总觉得心里闷闷的，空空的，似乎这世上没什么能让她真的开心起来了。家人带着她出去旅行、锻炼，朋友也来找她聊天，但最多好了半个月就又恢复原样，她本以为随着时间地推移，自己慢慢调整会恢复的。但是随着今年1月底新冠肺炎在全国流行，她只能整天待在家里，就像被囚禁了一样，在家做什么都没意思，心情越来越差，脾气越来越大，有时一整天一句话都不想说，有时莫名其妙地就泪流满面。2月初她感觉喉咙不舒服，去医院看病，把她分诊至发热门诊，做了些检查但没什么问题。回到家后她觉得自己可能得了新冠肺炎，在家每天用不同的体温计早晚测量体温，手机里看各种关于新冠肺炎的新闻，越来越觉得自己就是疑似病例，觉得天塌下来了，整天茶饭不思，惶惶不可终日。到了晚上最多睡4~5个小时，醒了就完全睡不着了，有时一整晚都没睡意。虽然两次去医院做核酸检测都是阴性，但仍觉得是医院弄错了，回到家里，她把自己锁在房间里，反复地洗手、喷洒酒精，感觉心悸、心慌、胸口潮热。也觉得自己的病是好不了，成了家人的负担，会被所有人嫌弃，没有人会喜欢自己，活着还有什么意思呢？问：她是不是得抑郁症了呢？

28

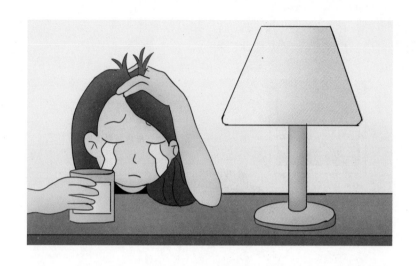

第二节　抑郁障碍的主要表现

抑郁障碍是指各种原因引起的以显著而持久的心境低落为主要特征的一类心境障碍。抑郁障碍包括很多亚型,而抑郁症是其中的一种典型状况(我们以此为重点介绍),发作时间至少2周,主要有以下的特征。

一、情感低落

主要表现为显著而持久的、与其处境不相称的(很多患者在就诊时会说自己的家庭、工作都很满意,但就是不知为什么这样)心境低落、抑郁悲观。终日忧心忡忡、郁郁寡欢、愁眉苦脸、长吁短叹。轻者感到闷闷不乐、无愉快感,凡事缺乏兴趣,平时非常爱好的活动(如打牌、看球赛、种花草、游戏、逛街等)也觉乏味,无欲无求。有的患者描述自己不想说话(包括现实和网上),感到"心里压抑感,整个人被抑郁包围""高兴不起来"。程度重的感到痛不欲生、悲观绝望,有度日如年、生不如死之感,患者常说"活着没有意思""心里难受""最难过、最孤独、最绝望、最空虚的瞬间揉和在一起,长期被这种感觉包围"等。典型的病例情绪低落在早晨较为严重,傍晚时有所减轻。受情感低落的影响,患者自我评价低,自感一切都不如人,将所有的过错都归咎于自己,常产生无用感、无希望感、无助感和无价值感。感到自己无能力、无作为,觉得自己连累了家庭和社会;回想过去,一事无成,并对过去不重要的、不诚实的行为有犯罪感;想到将来,感到前途渺茫,预见自己的工作要失败,财政要崩溃,家庭要出现不幸,自己的健康必然会恶化。在悲观失望的基础上,产生孤立无援的感觉,伴有自责自罪,严重时可出现罪恶妄想;亦可在躯体不适的基础上产生疑病观念,怀疑自己身患绝症或是患某种疾病等。

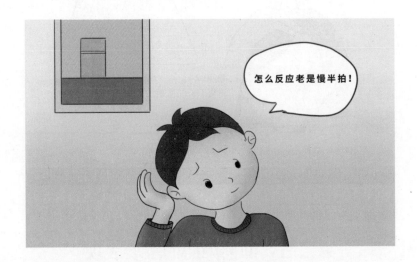

二、思维迟缓

患者思维联想速度缓慢,反应迟钝,思路闭塞,自觉"脑子好像是生了锈的卡住的机器齿轮""脑子像涂了一层糨糊一样开不动了"。有患者是这样描述自己的思维的,说一次只能产生一个念头,如想喝水可以拆解为第一起身,第二找到水杯,第三找到水壶,第四倒水,第五把水杯送到嘴边喝下去,想到这么难的事就放弃了。而外在表现为言语减少,语速明显减慢,声音低沉,感到脑子不能用了,思考问题困难,工作和学习能力下降。

三、意志减退

意志减退表现为行为缓慢,生活被动、疏懒,不想做事,不愿和周围人接触交往,常独坐一旁,或整日卧床,不想去上班,不愿外出,不愿参加平常喜欢的活动和业余爱好,常闭门独居、疏远亲友、回避社交。严重时,连吃、喝、个人卫生都不顾,甚至发展为不语、不动、不食,可达木僵状态,称为"抑郁性木僵"。

严重抑郁发作的患者常伴有消极自杀的观念或行为。消极悲观的思想及自责自罪可萌发绝望的念头,认为"结束自己的生命是一种解脱""自己活在世上是多余的人",并会促进计划自杀,发展成自杀行为。这是抑郁症最危险的症状,应提高警惕。自杀观念通常逐渐产生,轻者仅感到生活没意思,不值得留恋,逐渐产生想突然死去的念头,随着抑郁加重,自杀观念日趋强烈,千方百计试图结束生命。

四、伴发症状

抑郁症同时还有许多伴发症状,如睡眠障碍,表现为早醒,一般比平时早醒 2~3 小时,醒后不能再入睡,这对抑郁发作诊断具有特征性意义。有的表现为入睡困难,睡眠不深。少数患者表现为睡眠过多。食欲下降、性欲减退、体重减轻、难以名状或是无法解释的各种慢性疼痛(特别是头痛、腹痛、骨盆疼痛)、胃肠道功能障碍等。

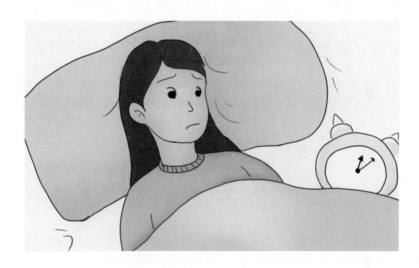

五、老年人群抑郁症状的特点

老年抑郁症患者表现除有抑郁心境外,多数患者有焦虑烦躁情绪,有时也可表现为易激惹和敌意,以及记忆力减退,类似痴呆表现,与年轻的患者会有所不同。

如何能快速有效地判断自己是否得了抑郁症,我们可以借助一些量表进行评估,如 PHQ-9 抑郁症筛查量表。

从四个选项中选择你的观点,这里没有正确或错误的回答,所以请按真实情况回答,过去的两周里,你生活中以下症状出现的频率有多少,见下表。

问题	选项
做事时提不起劲或没有兴趣	①完全不会　②好几天　③一半以上的天数 ④几乎每天有兴趣
感到心情低落、沮丧	①完全不会　②好几天　③一半以上的天数 ④几乎每天或绝望
入睡困难、睡不安或睡眠过多	①完全不会　②好几天　③一半以上的天数 ④几乎每天睡眠过多
感觉疲倦或没有活力	①完全不会　②好几天　③一半以上的天数 ④几乎每天
觉得自己很糟或觉得自己很失败，或让自己家人失望	①完全不会　②好几天　③一半以上的天数 ④几乎每天
对事物专注有困难，例如阅读报纸或看电视时	①完全不会　②好几天　③一半以上的天数 ④几乎每天
动作或说话速度缓慢到别人已经觉察，或正好相反，如烦躁、坐立不安、动来动去的情况胜于平常	①完全不会　②好几天　③一半以上的天数 ④几乎每天
有不如死掉或用某种方式伤害自己的念头	①完全不会　②好几天　③一半以上的天数 ④几乎每天

评分规则：
①完全不会 =0 分　②好几天 =1 分　③一半以上的天数 =2 分　④几乎每天 =3 分
总分 0~27 分。
0~4 分　没有抑郁症。
5~9 分　可能有轻微抑郁症（建议咨询心理医生或心理治疗师）。
10~14 分　可能有中度抑郁症（最好咨询心理医生或心理治疗师）。
15~19 分　可能有中重度抑郁症（咨询精神科医生）。
20~27 分　可能有重度抑郁症（一定要看精神科医生）。

第三节　得了抑郁症，该怎么办

　　一般来说，轻度的抑郁症可以通过训练增强自己的情绪内稳态，以及通过选择一些活动来自然调节自己的情绪。比如制定作息时间和计划，多做运动，多听音乐，多阅读，睡前冥想放松等；做一些容易达成的事情；学会觉察自己的情绪和感受，并用自己喜欢的方式记录下来。当然这些是比较简单可行的办法，如果并不能起到效果，可以尝试更详细而专业的做法。

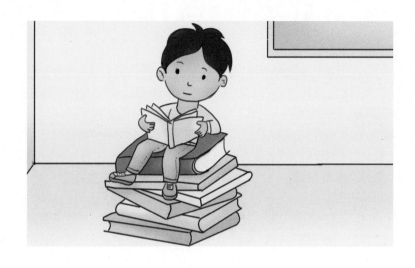

一、分心法

当你把注意力转向中性或愉快的事情上时,就可以把你从忧虑性的思维和观念中解脱出来,打破忧虑性思维的恶性循环,阻止焦虑反应的不断升级。

(一) 多运动

当情绪不好时,要少思考、多行动,可以暂时将注意力和思维从悲痛情绪上转移过来,进而减轻当时的负性情绪。可以尝试去户外人少的地方进行锻炼,根据自己的喜好、身体状况选择运动项目,当你专心运动时,多巴胺的分泌就会增加,快乐也会增加。

(二) 横向比较——知足常乐

知足常乐,语出《老子·俭欲第四十六》:"罪莫大于可欲,祸莫大于不知足;咎莫大于欲得。故知足之足,常足。"意思是说:罪恶没有大过放纵欲望的了,祸患没有大过不知满足的了,过失没有大过贪得无厌的了。因此,知足让人快乐。

(三) 帮助他人——助人为乐

通过帮助别人或为别人做点什么,从而减轻痛苦情绪。帮助别人,特别是帮助那些生活上比自己还糟糕的人,可以使自己发现自我存在的价值,发现自我生命的意义,也能获得别人的尊敬。

(四) 反向情绪,自得其乐

巴尔扎克讲过:"苦难是生活最好的老师。"当你心情不好时,你可以找一些陪伴:一株新盆栽、一只小猫或小狗、一些新鲜水果。试着建立你的个人小空间,做一些能发挥你创造力的事,比如唱一首歌、画一幅画、写一篇文章。告诉自己"否极泰来",在自己找的乐子里,满足自己。

二、学会自我抚慰

自我抚慰是努力寻求某种方式来安慰自己、善待自己,培养好心情。人体五官系统与情绪紧密相连,所以,抚慰自己的情绪要从关注五官需求开始。

(一)眼——欣赏美景

如果在家感到有心理有压力,除了打开电视欣赏轻松的节目,还可以站到窗前,看看窗外的景色。或者翻翻以往的相册,欣赏曾经的身影记忆或各地山川美景、绮丽的水畔景致。

(二)耳——听音乐

《荀子·乐论》中提到"先王导之以礼乐而民和睦。"就是说,老百姓都去听听音乐,就不会出现偷窃、打架斗殴,社会自然就和谐了。多听音乐,可以放松身体,乐曲的不同节奏、旋律、音调和音色,可以产生不同的情感效应。心情抑郁的时候,宜听旋律流畅优美、节奏明快的乐曲;焦虑的时候,宜听节奏缓慢、风格典雅的乐曲。

(三)口——饮食疗法

如果感到难过时,可以适当地吃些甜食,补充富含维生素、钙、镁的食物,但要避免滥用酒精、药物和含咖啡因类的饮料。

(四)鼻——芳香疗法

芳香有助于缓解压力。在你自己休息的房间里撒上一些薰衣草的香料,你自然会放松下来,睡觉也会更香。缓解紧张可用佛手柑、橙花、茉莉、玫瑰;昏昏欲睡时可选择葡萄柚、柠檬、薄荷;而迷迭香、薄荷可以帮助你集中注意力。

(五)身——按摩

按摩的直接作用是让身心摆脱疲劳,恢复常态。配合芳香疗法,通过按摩我们的皮肤、肌肉、穴位,能够让身心得到放松,从而改善心慌不适,紧张不安的情绪,恢复身体的力量。

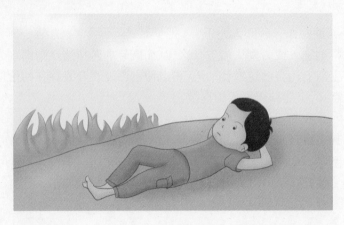

三、积极思维

积极或乐观思维,改善对现实悲观的看法,不是改变事实。比如想象、发现积极的一面、关注此时此刻、积极自我暗示和权衡利弊。

(一) 自由联想

通过想象,训练思维"游逛",如"蓝天白云下,我坐在平坦绿茵的草地上","我舒适地泡在浴缸里,听着优美的轻音乐",在短时间内放松、休息、恢复精力,你会觉得安详、宁静与平和。

(二) 专注此刻

很多抑郁的痛苦都来自于悲观地回忆过去或不看好未来。而需要注意的是,除了过去和未来,此时此刻的状态才是真正拥有和可以把握的。专注此刻包括全神贯注做现在正在进行的事,比如阅读、书写、洗衣服、整理文件、打扫房间、修理东西等。

(三) 自我暗示

自我暗示就是自己给自己加油打气、自我鼓励。通过自我暗示,可以调理自己的心境、感情、爱好、意志,乃至工作能力。比如遭遇挫折时,安慰自己:"这只是暂时的,一切都会过去。"

(四) 权衡利弊

许多过去有不良经历或严重心理创伤的人在痛苦、压力和危机面前会不考虑后果,容易采取自我伤害或冲动伤人行为。我们主张用一张纸和一支笔画出四格表,比较某种行为的利与弊,并且多从长远利益来比较,然后鼓励采用利多的行为去摆脱痛苦。

四、勇敢面对,接受帮助

作为一个社会人,不可能完全只靠自己摆脱痛苦,你也需要帮助。选择相信愿意为你提供帮助的人,不一定完全是与你有很深或将要建立很深交情的人。可以是你曾看过的心理治疗师、曾帮助过你的医生、老师、同事、同学、家庭成员、朋友、商业伙伴等。如果你的生活已然受到了影响,你要勇敢面对,选择寻求医生,心理治疗师专业的帮助。

必须强调的是,用以上这些行为方式可以进行自我调适,但当抑郁症的程度达到中度以上,首选还是去省级专科医院就诊。

第四节 医生会如何治疗抑郁症

虽然到目前为止抑郁症的发病机制仍未完全探明,但已经对抑郁障碍在生物化学方面如各种脑递质假说、神经内分泌方面、神经免疫学方面、脑影像学研究方面、遗传学方面及心理社会因素方面展开深入研究,随之也出现了药物和非药物的治疗手段。通过药物治疗、物理治疗、心理治疗等方法,达到控制症状,最大限度减少自杀率,恢复社会功能以及降低复发风险。

一、药物治疗

(一)常见的抗抑郁药

最早出现的抗抑郁药有苯乙肼、吗氯贝胺、司来吉兰等,目前已经退居三线;常见不良反应包括头晕、体位性低血压、外周水肿、睡眠障碍、兴奋、体重增加、性功能障碍等,应避免富含酪氨的食物的摄入,如红酒、生啤、奶酪等。

到二十世纪五六十年代,三环类抗抑郁药,代表药有阿米替林、氯米帕明、多塞平、米安色林等出现,目前作为二线药物使用,不良反应较多。

随着时代的进步,更加安全有效的抗抑郁药层出不穷,接下来要介绍的便是目前抗抑郁药的主力军,首先介绍的是"五朵金花",分别为氟西汀、帕罗西汀、舍曲林、西酞普兰、氟伏沙明,副作用少,耐受性好,安全性高,使用方便,临床应用十分广泛。

接下来介绍的是文拉法辛、度洛西汀和米那普仑,相较于"五朵金花",更适合用于伴有神经疼、纤维肌痛及其他慢性疼痛状况的患者。

米氮平除了能改善情绪,也具有改善睡眠、促进食欲的作用,但不引起性功能障碍,并且耐受性良好。

还有很多患者比较信任中药,目前国家批准的用于治疗轻中度抑郁症的中成药有舒肝解郁胶囊、巴戟天寡糖胶囊、圣约翰草等。建议是不宜过分夸大中药的安全性,也不要随意盲目联合用药,避免因药物相互作用导致严重不良反应。

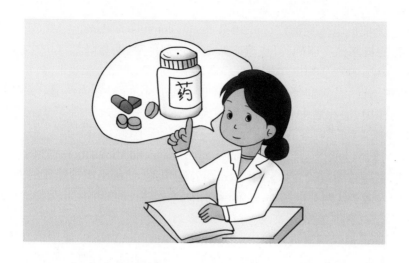

（二）特殊人群抗抑郁药的使用

儿童青少年的抑郁治疗会将心理治疗作为主要治疗手段,药物治疗作为辅助治疗手段,首选"五朵金花",但应注意治疗期间的自杀风险。

老年期抑郁障碍伴发躯体症状、焦虑、精神运动迟滞的比例更高,首选副作用较小的"五朵金花",米氮平能改善睡眠质量,促进食欲,但应注意跌倒、坠床及代谢异常发生的风险。

孕产期因体内激素变化较大,出现抑郁障碍的风险较高,又因为考虑到药物治疗对孕产妇及胎儿造成的不良影响,首先应对孕产期抑郁患者做出合理评估,如症状较轻的首选心理治疗,重度患者确定需要药物治疗的则首选"五朵金花"。哺乳期患者使用舍曲林时,婴儿不良反应报告较少,应优先考虑。

抑郁症复发率较高,如何科学有效地治疗至关重要,应积极倡导全病程治疗的理念。急性期治疗 8~12 周,巩固期治疗 4~9 个月,维持期治疗建议至少 2~3 年。多次复发及有明显残留症状者主张长期维持治疗以降低复燃率/复发率。维持治疗结束,病情稳定的患者可缓慢减药至最终停药,但仍不能掉以轻心,一旦发现有复发征象应及时寻求医生的帮助评估病情,必要时恢复治疗。在治疗过程中判断药物的疗效需足量足疗程,切忌因心急频繁换药影响疗效。

二、非药物治疗

（一）物理治疗

除了药物治疗控制抑郁症状,我们还有没有更多的办法来帮助患者呢?答案是肯定的。目前研究发现有多种物理治疗、中医治疗方法等其他治疗方法可用于抑郁症的治疗,下面简要介绍。

1. 无抽搐电休克治疗（modified electra convulsive therapy，MECT） 治疗抑郁症的机制尚不明确，可快速有效地治疗抑郁症，明显降低自杀死亡率，有效率达 80%~90%。MECT 安全性较高，无绝对禁忌证，治疗效果好，特别是对重度、难治性、老年抑郁症、妊娠期抑郁症的治疗，优势更为明显。对预防复发也有作用，治疗后主要的不良反应有头痛和可逆的认知损害等，一般都较轻微。

2. 重复经颅磁刺激治疗（transcranial magnetic stimulation，rTMS） 通过线圈产生高磁场，在脑内特定区域产生感应电流，使脑组织神经元的去极化，影响脑内诸多代谢和电活动，从而起到治疗的作用，是抑郁症非药物治疗的重要手段之一，因其安全有效，使用方便而得到广泛推广。

3. 迷走神经刺激治疗（Vagus Nerve Stimulation，VNS） 使用植入的电刺激器对左颈部迷走神经的间歇性电刺激，是一种辅助治疗难治性抑郁症的技术手段。

4. 深部脑刺激（Deep Brain Stimulation，DBS） 可用来治疗难治性抑郁症，有效率为 40%~70%，机制尚不明确，目前尚处于试验性治疗阶段。

5. 光照治疗（Phototherapy） 主要用于治疗季节性抑郁障碍患者，对非季节性抑郁障碍也有辅助治疗作用。

6. 传统中医治疗中的针刺治疗 针刺治疗可有效治疗轻中度抑郁障碍，针刺干预的优势在于通过多层次、多靶点良性调控神经生化系统及脑功能网络，无依赖性，无明显副作用，安全性高，不良反应少。

（二）心理治疗

对抑郁症患者来说，可有下述效果：①减轻和缓解心理社会应激原的抑郁症状；②改善正在接受抗抑郁药治疗患者对服药的依从性；③矫正抑郁症继发的各种不良心理社会性后果，如婚姻不睦、自卑绝望、退缩回避等；④最大限度地使患者达到心理社会功能和职业功能的康复；⑤协同抗抑郁药维持治疗，预防抑郁障碍的复发。

心理治疗究竟是怎样进行的呢？通常来说，通过治疗师与患者的深入交流，共同找到患者产生心理问题的实际原因，运用专业的技术，达到改善抑郁症状的过程。

近年来的科学研究分析显示，心理治疗和药物治疗的联合对抑郁症的疗效优于任何单一治疗，特别是在部分特殊病例研究中显示有显著的疗效叠加作用，如慢性抑郁、严重复发性抑郁、住院患者等。而在没有心理治疗的情况下，抑郁症自然康复的进度要远远慢于有心理治疗的情况。

目前证据明确证明有效的心理治疗方法主要包括：认知行为治疗、人际心理治疗、行为心理治疗、精神动力性治疗。这些对轻到中度抑郁症的疗效与抗抑郁药疗效相仿,但对严重的抑郁往往需与药物治疗合用。

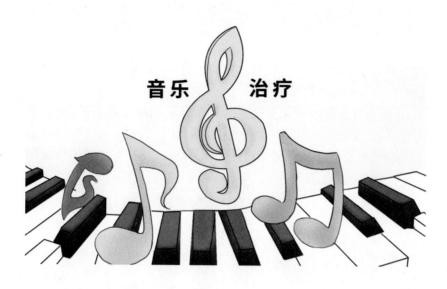

下面我们将简单介绍不同心理治疗方法对抑郁症的作用及意义:

1. 认知行为治疗　是认知心理治疗和行为治疗的融合体。认知疗法认为,患者对自我、环境和未来的不合理信念及扭曲的态度是导致抑郁症状和社会功能受损的罪魁祸首。认知治疗的目的则是挑战和纠正患者的不合理信念及态度,并改变其在现实生活中的相关行为,从而缓解抑郁症状。认知治疗是患者的一个学习过程,医师扮演主动角色,可帮助患者澄清和矫正认知歪曲和功能失调性假设。其治疗技术包括:记录日常情感活动、合理安排和计划时间、自控训练、社交技巧训练、问题解决技巧、放松训练等。

2. 人际关系心理治疗　人际关系心理治疗主要关注于患者目前的人际关系,通过帮助患者识别出这些诱发其抑郁发作的人际因素,鼓励其释放哀伤、识别人际相关的情绪问题、帮助其解决角色困扰或转换问题、学习必要的社交技能以建立新的人际关系和获得必要的社会支持,从而改善抑郁。

3. 精神动力学治疗　精神动力学治疗是在经典的弗洛伊德精神分析治疗方式上逐步改良和发展起来的一类心理治疗方法,关注患者被压抑或不被接受的内心冲动、与罪恶或羞耻感相关的内心冲突、人际关系问题以及成长过程中的心理缺陷问题、情绪问题。

根据治疗时程,精神动力学治疗可简单分为长程和短程两大类。目前推荐用于治疗抑郁障碍的精神动力学心理治疗主要为短程疗法,但即使是短程治疗也往往比其他疗法的时程要长,且其治疗目的往往不局限于短期的症状改善,而是希望缓解患者潜在的内心冲突和情绪痛苦,从而降低患者抑郁症的易感性。因此,精神动力学治疗的治疗内容比其他心理治疗方法更广,同时包括"当下"和"从前"与焦虑、抑郁、自责相关的人际关系、自尊和内心冲突问题等。

4. 婚姻与家庭治疗　抑郁症患者存在的婚姻与家庭问题并不少见,它的存在会妨碍抑郁的康复,它可以是抑郁的后果,也可能是诱因。因此,婚姻与家庭治疗可有助于改善抑郁症状。

5. 音乐治疗方法　音乐疗法是一种公认的临床干预手段,在治疗过程中使用音乐来帮助患者识别和处理社会、认知、情感或生理方面的问题。音乐疗法与传统疗法相结合可以改善抑郁症症状,而且比单独使用传统疗法更有效。

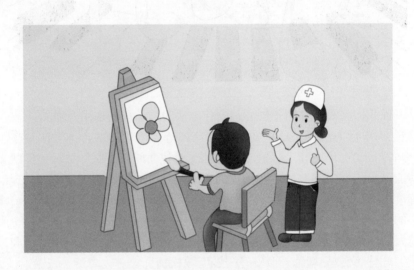

6. 艺术治疗　艺术治疗是以艺术为主要交流方式的干预形式。艺术治疗师使用创造力帮助实现个人和治疗相关的目标。患者用艺术来表达他们当下的感受,或与过去的经历相关的感受。当人们经历强烈、复杂或困惑的情绪时,在治疗环境中使用艺术可以帮助他们学习、管理和沟通情感,而语言并不总是能够做到这一点。

对于轻度抑郁症患者,首次治疗可选用心理治疗。对于特殊患者(如孕产妇、药物不耐受者等)的急性期治疗,根据患者病情的严重程度,也可首选心理治疗。认知行为治疗和人际关系心理治疗在抑郁症急性期治疗的疗程一般推荐为12~16周(平均1次/周,治疗初期可2次/周,以利于早期减轻抑郁症状)。巩固期也应继续行心理治疗,可有效预防抑郁症状的复燃和复发。此外,心理治疗亦可与药物治疗合用,适用于不同严重程度抑郁症治疗的各个阶段(急性期、巩固期和维持期)。

　　总而言之,平时要多注重心理的健康,劳逸相结合,有苦别总往肚子里咽,跟家人,朋友,同事多聊聊。有时当你觉得自己已无路可走时,其实峰回路转,换个想法便会打开新的局面。即使真的有了抑郁症,也不要担心,及早发现,及时治疗,抑郁症是能被治愈的。

(漆　靖　肖杰屏)

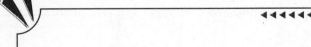

第五章　疑病障碍

第一节　案　例

　　王女士,52岁,一名会计师。在疫情期间,发觉身体不适,反复检查身体,但检查后没有发现明显异常。近来诉呼吸急促,感觉自己活不长了,担心自己得了癌症来某省级精神卫生机构临床心理科就诊。

　　王女士在20岁左右突发右下腹部剧烈疼痛,当时急诊就诊,因阑尾炎进行手术治疗后,总是觉得腹部不适,怀疑医生手术没有做好,十分关注自己的身体。身体稍微有点问题,就要马上去医院就诊,直到医生说没有问题,焦虑情绪才会有所缓解。她自2018年看了一部电影后感到受益匪浅,在生活中更加注重休养,从此不吃辛辣刺激食物、不再熬夜、喝酒等。去年八月,得知自己的高中同学患了淋巴癌,她更加担心自己的身体状况,洗澡时不再看镜子里面的自己,害怕看到自己身体上长肿瘤,甚至连洗澡的时候都不敢触摸颈部。一旦摸到身体有个包块就会担心自己患有肿瘤,控制不住反复摸。有一次她发现自己乳房上有个小结节,立刻去医院就诊,在医院检查明确没问题后才放心。过了一段时间又担心身体其他地方出现包块,如果出现腹胀,腹部不适,就会怀疑自己的肠道是否出现了重大的问题。同时担心淋巴及颈部有问题,总是觉得自己身体上有包块,反复去检查自己的身体。如果丈夫帮自己摸一下,确认一下没有问题后,担心会减轻。

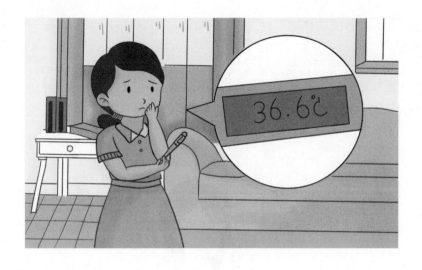

据家属介绍王女士在疫情开始的时候,担心自己感染新冠肺炎,反复消毒,不出门。疫情期间待在家里,生活安静,毫无工作压力,空闲之余,总是觉得自己身体不适,对自己体温波动敏感,一天多次测量体温,反复去医院就诊,检查提示无异常后才放心。王女士诉最近睡眠差,早醒,情绪低落,紧张不安,大部分时间都花在了去医院检查的路上或做检查上。王女士不能摆脱此症状,目前因怀疑身体其他部位长了肿瘤来就诊。

王女士从小在父母身边长大,家里俩兄妹,小时候大部分事情都是由哥哥代劳,父母对其较为溺爱,像生长在温室中的花朵一样。王女士性格敏感、多疑、固执,小时候经历了一些痛苦事件。小时候在和小伙伴玩耍的过程中经常受伤,6岁那年与小朋友一起游戏时不小心脚扭伤了。20岁左右因阑尾手术后,总是觉得身体不好,有时月经不规律,会加重她觉得自己身体不好的想法。王女士父亲性格大大咧咧,母亲曾被诊断"焦虑症",哥哥做事认真,追求完美,也害怕得病。

第二节　疑病障碍相关知识

一、什么是疑病症

疑病症是一种精神疾病,以过分关注躯体健康、放大躯体不适感、容易将良性的躯体症状曲解为严重疾病、反复求医为主要特征。表现为存在一些对疾病的独特观念,坚持认为可能患有一种或多种严重的进行性的躯体疾病,正常的感觉被视为异常,患者很苦恼并严重影响患者的正常工作和生活。在《精神障碍诊断与统计手册(第5版)》中,疑病症也被称为疾病焦虑障碍。

此病患病率在门诊的医疗人群中,6个月/1年患病率为3%~8%,男女比例差不多。该病一般被认为是慢性、易复发的,于成年早期和中期起病。基于人群的样本,与健康相关的焦虑随年龄而增长,在老年人中,与健康相关的焦虑经常聚焦于记忆丧失。

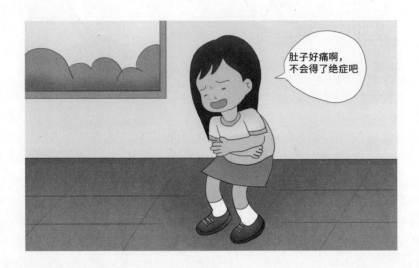

二、疑病症的认知特点

疑病症患者认为很多思维会增加事实发生的概率,由此形成某种固定的看法或信念,如"我的身体必须是没有任何毛病的""一旦身体感觉不舒服,就意味着我得了绝症"等。这些信念在平时是潜在的,不会表现出来,但在一些关键事件发生时,疑病症患者由于缺乏合理的情感表达方式,这种负性情绪就会以躯体症状的形式表现出来,这时患者感受到的模糊的躯体症状就会激活头脑里的很多和健康相关的想法,导致他们极度不安和恐惧,迫使他们坚信只有紧密的关注并且体验躯体感受的变化,即提高躯体的感受度,才能帮助他们及时发现疾病,避免不可逆转的后果产生。

三、自我评估

对于疑病症患者,主要通过临床访谈来进行评估,同时也可以使用一些量表工具进行评估,我们常用的量表有抑郁自评量表(SDS)、焦虑自评量表(SAS)、躯体症状障碍-B标准量表(SSD-12)等。

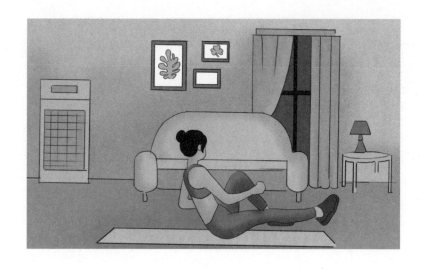

第三节　调适措施

在上述案例中,王女士情况形成的原因为:从小受到父母溺爱、哥哥的照顾,导致其六神无主,遇到事情不懂得该如何应对,母亲的焦虑症病史使患者有更大的遗传风险,同时高焦虑的教养模式,无形之中使患者养成了敏感、固执的性格特点。当患者出现躯体不适时,她进一步将自己的注意力转移到对自己身体感觉的关注上,形成疑病症。

治疗方面,应从生物-心理-社会模式方面进行治疗:

生物方面:引导患者多运动或听轻音乐,如慢跑、瑜伽、打太极等运动,每周 4~5 次,每次 30 分钟,来缓解患者焦虑的心情,缓解压力。当焦虑情绪明显并影响正常生活与工作时,及时就医并遵医嘱用药,给予药物的相关知识及疾病相关知识的健康教育。

心理方面:可以应用心理学的原理,向患者讲述疾病形成的原因。通过使用认知行为治疗,一方面调整患者对疾病的认知,让她明白自己身体不适感并非真正的重大躯体疾病引起,理解患者感受并避免与其争论,以免使患者产生很大的抗拒心理,影响咨询关系的建立。同时,应引导其合理表达自己的情绪。教导患者正念的方法,具体的做法是将注意力集中于当下,感受当下,不带评判,专注于呼吸等。

下面是一个简单易学的正念冥想的方法:

找一个舒服的位置坐好,闭上眼睛,把注意力集中在呼气和吸气的感觉上,开始跟随你的呼吸。可以把手放在肚子上,感受每一次呼吸的起伏,练习

5~10 次。然后把注意力转移到身体上,从头顶开始。当你慢慢地将注意力转移到身体的各个部位时,在每次呼气时有意识地放松身体各个部位的肌肉。这种放松冥想大约需要 10 分钟。

　　社会方面:避免压力,培养兴趣爱好,充实自己,发展退休后的社交圈子等。

(程　明)

第六章 适应障碍

第一节 案 例

患者,女,12岁,初中新生。2020年寒假期间因疫情暴发,居于家中停课不停学,在4月初开学之际患者出现烦躁、易怒、情绪低落、失眠,将作业、书及书包等扔到垃圾桶,担心无力应对学习任务和与同学的关系,欲请假推迟上学。主动提出要看心理医生,在父母的陪伴下前来就诊。

患者自幼在生活上得到父母的宠爱,基本上是衣来伸手、饭来张口。妈妈对其要求很高,看重成绩,考不好便会不高兴,讲大道理,以期鼓励她发奋学习。疫情在家学习期间,脱离集体学习氛围有所松懈,有时上着网课却无心学习,加上妈妈会念叨和指责,其不能完成老师布置的作业。

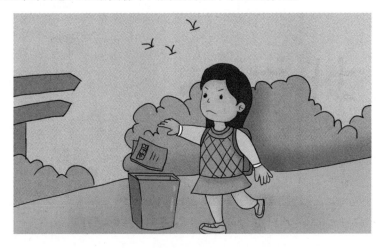

第二节 适应障碍相关知识

一、什么是适应障碍

(一) 适应障碍的定义

适应障碍是指在明显的生活改变或环境变化时所产生的、短期的和轻度的烦恼状态和情绪失调,常有一定的行为变化等,但并不出现精神病性症状。典型的生活事件有:居丧、离婚、失业或变换岗位、迁居、转学、患重病、经济危机、退休等,发病往往与生活事件的严重程度、个体心理素质、心理应对方式等有关。

(二) 病因

通常发病往往与生活事件的严重程度、个体的心理素质、应对方式、来自家庭和社会的支持等因素有关。

其中应激源(生活事件),可以是单个(如丧偶),也可以是多个(如事业上的失败和亲人伤亡接踵而来)。应激源(生活事件)可以是突然而来(如自然灾害),也可以是较慢的(如家庭成员之间关系的不融洽)。

某些应激源(生活事件)还带有特定的时期,如新婚期、毕业生寻求职业、离/退休然后适应新的生活规律等。

再者个性心理特点,在同样的应激源作用下,有的人适应良好,有的人则适应不良,并不是所有的人都表现出适应障碍,如个体的脆弱性特点,应激源的强度并不很大,也有可能引起适应障碍。

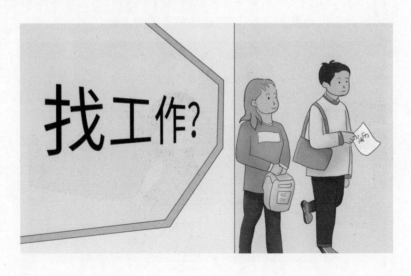

（三）主要表现

发病常在应激性生活事件发生后的 1~3 个月内出现,临床表现多种多样,包括抑郁心境、焦虑或烦恼,感到不能应对当前的生活或无从计划未来,出现失眠、应激相关的躯体功能障碍(头疼、腹部不适、胸闷、心慌),社会功能或工作受到损害。有些患者可出现暴力行为,儿童则表现为尿床、吮吸手指等(表 6-1)。

表 6-1　适应障碍的临床表现及具体说明

临床表现	具体说明
1. 伴有抑郁心境的适应障碍	这种在成年人较为常见,表现以伴有轻微的抑郁为主,如抑郁心境、眼泪汪汪、无望感、沮丧等,但是比抑郁障碍的症状轻
2. 伴有焦虑的适应障碍	这种情况的患者的焦虑情绪很明显,如紧张不安、担忧、神经过敏、心烦、心悸等,不过关于焦虑性适应障碍的报道不多,需与焦虑障碍相鉴别
3. 伴有混合性焦虑和抑郁心境的适应障碍	此表现为抑郁和焦虑心境或其他情绪症状,从症状严重程度来看,比抑郁障碍及焦虑障碍轻。如青少年远离家庭和父母后,出现抑郁、矛盾、愤怒和依赖性增加的表现
4. 伴有行为紊乱的适应障碍	此类主要表现为品行不良、违反社会条例或侵犯他人权利。常见的例子如逃学、毁坏公物、打架或过量饮用酒精等,一般多见于青少年
5. 伴有混合性情绪和行为紊乱的适应障碍	此类既有情绪异常,也有上述品行障碍的表现
6. 未特定的适应障碍	患者表现为社会退缩而不伴有焦虑或抑郁心境;又如有躯体主诉,包括头痛、疲乏、胃肠道不适等症状,既不找医生诊断也不顺从治疗。还有的表现为突然难以进行日常工作,甚至不能学习或阅读,但患者无焦虑或抑郁情绪,亦无恐惧症状

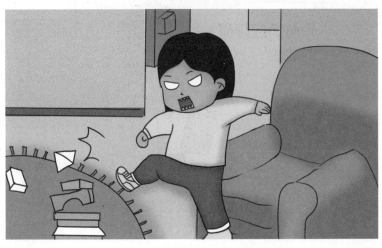

二、自我评估

如出现以下情况需引起重视，必要时应就诊于精神科、心理科。

1. 出现情绪障碍，比如抑郁、焦虑、害怕、恐惧，并且这些情况已影响到日常活动。附录 2 为自助评估情绪状态的工具。

2. 青少年出现了攻击或敌对的不良行为，如打架、逃学、伤人、破坏公物等。

3. 儿童出现尿床、吮吸手指、幼稚言语等退行性现象。

三、适应障碍的治疗

适应障碍的病程一般不超过 6 个月，随着时间的推移，适应障碍可自行缓解，或者转化为特定的更为严重的其他精神障碍。

从短期来说以减少应激源或与应激源脱离。但治疗的目的为帮助患者提高处理应激境遇的能力，早日恢复到病前的功能水平，防止病程恶化或慢性化。

（一）心理治疗

心理治疗主要是解决患者的心理应对方式和情绪发泄的途径问题。对于青少年的行为问题，除了定期进行个别心理咨询外，还需要家庭治疗，甚至考虑环境重新安排等支持性策略，如更换到一个新的环境。

（二）精神药物治疗

对于情绪异常非常明显的患者，或经过心理咨询与支持性治疗 3 个月后仍没有缓解的患者，可根据具体病情选用抗焦虑剂或抗抑药物等。

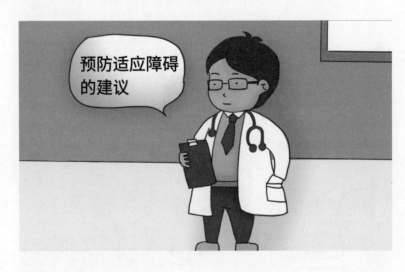

四、预防适应障碍的建议

日常生活中应保持心情愉悦、合理作息、适当运动、保持科学的生活习惯。

1. 放松心情很重要。多与人沟通、交流,也可外出旅游散心,或者参加一些娱乐活动等。还可以通过放松训练、冥想的方式来缓解焦虑或抑郁情绪。

2. 体育运动或锻炼也有助于释放、发泄不愉快的情绪,也可增加提抗力。

3. 保持科学的生活习惯,规律作息,保证睡眠充足。

4. 对青少年、儿童来说,家长要多关心孩子,与孩子多交流,尽量不要对孩子进行呵斥、指责、打骂,应耐心、正确的疏导。

附录 1:放松训练指导

一、被动式肌肉放松训练

指导语:首先,深呼吸 2~3 次……采取最自然轻松的姿势,让自己舒适地躺在椅子上或躺在床上。让你身体每一部分开始放松……现在,想象你的脚开始放松,让任何多余的紧张从你的脚上释放出去,想象紧张渐渐消逝了,你的脚感觉很放松……再让你的小腿的肌肉伸直、展开、放松,感觉到你的小腿现在很放松……让大腿的肌肉完全地伸直、展开、放松,你开始感觉你的腿……从腰部一直到脚很放松,你的腿越来越放松、越来越重……接着,这种放松的感觉到了臀部,感觉臀部多余的紧张消失了……再传到腹部,让你腹部紧张或不舒服的感觉缓慢释放,想象一种非常放松的感觉传遍了整个腹部……这种感觉传到了胸部,让胸部所有的肌肉伸展开、放松,当你每次呼气时,想象多余的紧张随着呼气而释放,直到你的胸部完全放松……然后这种放松传到了你的肩膀,将肩膀瘫下去让肩膀所有的肌肉感受完全的放松……现在让肩膀的放松向下传到手臂,散布在上臂、肘部、前臂,最后直到手腕和手,把所有的担心、不安、不愉快的想法立刻抛开……现在放松的感觉传到颈部,让颈部所有的肌肉都完全地伸直、展开、放松,想象颈部的肌肉像一根打结的绳子正在被解开……很快这种放松的感觉传到了下巴和下颌,让你的下颌放松……想像这种放松的感觉传到了你的眼睛周围的区域,眼睛周围的紧张感消散、消逝了,你的眼睛完全放松了……然后让前额的肌肉完全地展开、放松……体会你的头的重量,让你的头放松……接着,现在好好享受全身放松的感觉,让自己越来越深地沉浸在安详、平和之中,越来越多地体验平静安详的感觉。

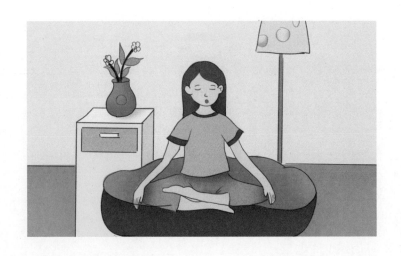

二、主动式肌肉放松训练

这个练习适合长时间处于肌肉紧绷状态无法自然放松的人群。在做练习时，注意在每天睡前或者一个固定的时间去练习，脱掉任何紧身的衣服，摘掉身上的配件，把任何可以拿走的东西都摘掉。紧绷身体，在紧绷时不要紧张。至少紧绷10秒。当你放松时，请在心里喊出"随他去吧"。放松时，注意那种紧绷离开你的肌肉的感觉。放松5~10秒，享受这种放松的感觉。

指导语：找到一个安静的不被打扰的地方，做三次深长而缓慢的呼吸，深深地吸气……长长地呼气……深深地吸气……长长地呼气……深深地吸气……长长地呼气。保持这样的呼吸让你慢慢静下来。

现在请伸出你的前臂，握紧拳头，保持10秒……用力握紧，体验你手上的感觉。好，放松，尽力放松双手……体验放松后的感觉，你可能感到沉重、轻松、温暖，这些都是放松的感觉。

现在弯屈你的双臂，用力绷紧双臂的肌肉，保持10秒……体验双臂肌肉紧张的感觉。好，放松，彻底放松你的双臂，体验放松后的感觉……

现在开始练习如何放松双脚。紧张你的双脚，脚趾用力绷紧，用力绷紧，保持10秒……放松，彻底放松你的双脚……现在开始放松小腿部肌肉，请将脚尖用力向上翘，脚跟向下向后紧压，紧绷小腿部肌肉，保持10秒……好，放松，彻底放松你的双脚。现在开始放松大腿部肌肉，请用脚跟向前向下紧压，绷紧大腿肌肉，保持10秒……好，放松，彻底放松……

现在开始注意头部肌肉，请皱紧额头的肌肉，皱紧，保持10秒……好，放松，彻底放松……现在紧闭双眼，用力紧闭，保持10秒……好，放松，彻底放松……现在转动你的眼球，从上、到左、到下、到右……加快速度……现在从相反方向转动你的眼球……加快速度……好，停下来，放松，彻底放松，感受一下你的眼睛完全放松的感觉。现在,咬紧你的牙齿,用力摇紧,保持十秒……好,放松,彻底放松……现在用舌头使劲顶住上颌,保持 10 秒……好,放松,彻底放松……现在请用力将头向后压,用力,保持 10 秒……放松,彻底放松……现在收紧你的下巴,用劲向内收紧,保持 10 秒……好,放松,彻底放松……

现在请注意躯干部肌肉,好,请往后扩展你的双肩,用力往后扩展,保持 10 秒……好,放松,彻底放松……现在上提你的双肩,尽可能使双肩接近你的耳垂,用力上提,保持 10 秒……放松,彻底放松……现在,向内收紧你的双肩,用力内收,保持 10 秒……放松,彻底放松……现在请向上抬起你的双腿,用力上抬,弯曲你的腰,用力弯曲,保持 10 秒……好,放松,彻底放松……现在,请紧张你的臀部肌肉,用力,保持 10 秒……好,放松,彻底放松……

现在请感受你全身的肌肉,从上向下,全身每一组肌肉都处于放松状态。请进一步注意放松后的感觉。此时你有一种温暖、愉快、舒适的感觉,并将这种感觉尽量带到你的生活中去。

附录 2：情绪自评工具(PHQ-9/SDS/SAS)

9 项患者健康问卷(PHQ-9)

在过去两周,有多少时间你被以下问题所困扰? (在你的选择下打"√")	完全 不会	几天	一半以上 的日子	几乎 每天
1. 做事时提不起劲或没有兴趣	0	1	2	3
2. 感到心情低落、沮丧或绝望	0	1	2	3
3. 入睡困难、睡不安或睡眠过多	0	1	2	3
4. 感觉疲倦或没有活力	0	1	2	3
5. 食欲不振或吃太多	0	1	2	3
6. 觉得自己很糟或很失败,或让自己或家人失望	0	1	2	3
7. 对事物专注有困难,例如阅读报纸或看电视时	0	1	2	3
8. 动作或说话速度缓慢到别人已经觉察,或正好相反,烦躁或坐立不安、动来动去的情况更胜于平常	0	1	2	3
9. 有不如死掉或用某种方式伤害自己的念头	0	1	2	3

这些问题在你工作、处理家庭事务,或与他人相处上造成了多大的困难?

毫无困难	有点困难	非常困难	极度困难
□	□	□	□

PHQ-9 总分 0~27 分。

评分细则:PHQ-9 的总分,可以用来评估抑郁症的严重程度;

结果解释:0~4 分为无抑郁症状;5~9 分为轻度;10~14 分为中度;15 分以上为重度。

另外,若总分 ≥ 10 分可能是抑郁症。

抑郁自评量表（SDS）

根据你在与最近一星期的实际情况,在适当的数字上画(√)	没有(或很少)时间	少部分时间	相当多时间	全部(或绝大多数)时间
1. 我觉得闷闷不乐,情绪低沉(忧郁)。	1	2	3	4
2. *我觉得一天中早晨最好(晨重夜轻)。	4	3	2	1
3. 我一阵阵哭出来或觉得想哭(易哭)。	1	2	3	4
4. 我晚上睡眠不好(睡眠障碍)。	1	2	3	4
5. *我吃得跟平常一样多(食欲减退)。	4	3	2	1
6. *我与异性密切接触时和以往一样感到愉快(性兴趣减退)。	4	3	2	1
7. 我发觉我的体重在下降(体重减轻)。	1	2	3	4
8. 我有便秘的苦恼(便秘)。	1	2	3	4
9. 我心跳比平常快(心悸)。	1	2	3	4
10. 我无缘无故地感到疲乏(易倦)。	1	2	3	4
11. *我的头脑跟平常一样清楚(思考困难)。	4	3	2	1
12. *我觉得经常做的事并没有困难(能力减退)。	4	3	2	1
13. 我觉得不安而平静下不来(不安)。	1	2	3	4
14. *我对将来抱有希望。	4	3	2	1
15. 我比平常容易生气激动(易激惹)。	1	2	3	4
16. *我觉得做出决定是容易的(决断困难)。	4	3	2	1
17. *我觉得自己是个有用的人,有人需要我(无用感)。	4	3	2	1
18. *我的生活过得很有意思(生活空虚感)。	4	3	2	1
19. 我认为如果我死了,别人会过得好些(无价值感)。	1	2	3	4
20. *平常感兴趣的事我仍然感兴趣(兴趣丧失)。	4	3	2	1

注:加 * 题目为反向评分,不加 * 为正向评分。若为正向评分题,依次评为1、2、3、4分;反向评分题则评为 4、3、2、1 分。待评定结束后,把 20 个项目中的各项分数相加,即得总粗分(X),然后将粗分乘以 1.25 以后取整数部分,就得标准分(Y)。

结果解释:按照中国常模结果,SDS标准分的分界值为53分,其中53~62分为轻度抑郁,63~72 分为中度抑郁,73 分以上为重度抑郁。

抑郁严重度 = 各条目累计分 /80。结果:0.5 以下者为无抑郁;0.5~0.59 为轻微至轻度抑郁;0.6~0.69 为中至重度;0.7 以上为重度抑郁。

焦虑自评量表(SAS)

指导语:下面20条文字,请仔细阅读每一条,把意思弄清楚。然后根据你最近1周的实际情况在适当的数字上画"√"。

条目	没有(或很少)时间	少部分时间	相当多时间	全部(或绝大多数)时间
1. 我觉得比平常容易紧张和着急(忧郁)。	1	2	3	4
2. 我无缘无故地感到害怕(晨重晚清)。	4	3	2	1
3. 我容易心理烦乱或觉得惊恐(易哭)。	1	2	3	4
4. 我觉得我可能将要发疯(睡眠障碍)。	1	2	3	4
*5. 我觉得一切都很好,也不会发生什么不幸(食欲减退)。	4	3	2	1
6. 我手脚发抖打颤(性兴趣减退)。	4	3	2	1
7. 我因为头痛、头颈痛和背痛而苦恼(体重减轻)。	1	2	3	4
8. 我感觉容易衰弱和疲乏(便秘)。	1	2	3	4
*9. 我觉得心平气和,并且容易安静坐着(心悸)。	1	2	3	4
10. 我觉得心跳得很快(易倦)。	1	2	3	4
11. 我因为一阵阵头晕而苦恼(思考困难)。	4	3	2	1
12. 我有晕倒发作或觉得要晕倒似的(能力减退)。	4	3	2	1
*13. 我呼气吸气都感到很容易(不安)。	1	2	3	4
14. 我手脚麻木和刺痛。	4	3	2	1
15. 我比平常容易生气激动(易激惹)。	1	2	3	4
16. * 我觉得做出决定是容易的(决断困难)。	4	3	2	1
17. * 我觉得自己是个有用的人,有人需要我(无用感)。	4	3	2	1
18. * 我的生活过得很有意思(生活空虚感)。	4	3	2	1

续表

条目	没有(或很少)时间	少部分时间	相当多时间	全部(或绝大多数)时间
19. 我认为如果我死了,别人会过得好些(无价值感)。	1	2	3	4
20. * 平常感兴趣的事我仍然感兴趣(兴趣丧失)。	4	3	2	1

注:不加 * 为正向评分,加 * 题目为反向评分。若为正向评分题,依次评为 1、2、3、4 分;反向评分题则评为 4、3、2、1 分。待评定结束后,把 20 个项目中的各项分数相加,即得总粗分(X),然后将粗分乘以 1.25 以后取整数部分,就得标准分(Y)。

结果解释:按照中国常模结果,SAS标准分的分界值为 50 分,其中 50~59 分为轻度焦虑;60~69 分为中度焦虑;69 分以上为重度焦虑。

(杨 栋 徐佳佳)

第七章 创伤后应激障碍

第一节 成人部分

一、案例

杨医生是某省级医院的内科主任医师,在疫情最严重的时刻,毅然报名参加支援邻省的医疗队。根据安排,他被分派到某市中心医院的 ICU 担任医疗队长。这时当地的医疗资源和物质生活已经比较充足,医务人员也能按时倒班,但是作为队长,杨医生除了操心患者的治疗方案外,还需操心自己手下的组员们的身心健康,生怕患者的治疗方案出错,也担心队员们被感染或生病。由于 ICU 接受的都是重症患者,确实有一部分患者无力回天,患者去世的消息需要队长通知家属。

一个 50 岁出头女患者去世,女儿和爱人都已确诊正在病房隔离,杨医生

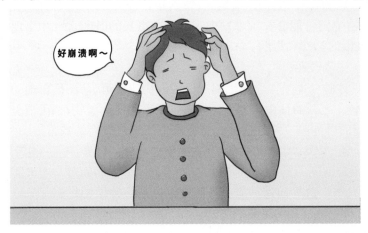

将患者死亡的信息通过电话通知了其女儿。听着电话那头女儿声嘶力竭地哭着说要见她妈妈最后一面,他和周围的医护人员都非常难过,心情十分复杂,伴随着撕心裂肺的哭声,杨医生打完了这个电话,带着很复杂很遗憾的心情又投入到救治新的患者工作当中。

圆满完成支援邻省疫情的任务后,杨医生及队友们安全返回。但是,杨医生睡眠质量开始变得不好,出现夜里难以入睡、睡眠不深、容易醒来等情况。经常梦见自己在抢救患者,而患者却救不回来,醒来浑身是汗。有时脑子里会突然闪现出家属撕心裂肺哭泣的情景,自己的心跳就会加速。不愿意和同事朋友们聊起在 ICU 工作的经历,心情变差,容易烦躁。

他这是怎么了?

精神科医生通过访谈和评估表,初步判断杨医生罹患了创伤后应激障碍。

二、创伤后应激障碍的相关知识

(一) 概念

创伤后应激障碍(PTSD)又叫延迟性心因性反应。最初用来描述各类创伤性战争经历后的种种结果,也称为"战争疲劳"。后来发现,在个体经历威胁生命事件之后,也可能出现。其引发原因可以从自然灾害、事故到刑事暴力、虐待、战争、疾病。这种压力既可以是直接经历(如直接受伤),也可以是间接经历(如目睹他人死亡或受伤)。PTSD 是指对创伤等严重应激因素的一种异常的精神反应。它是一种延迟性、持续性的心身疾病。是由于受到异乎寻常的威胁性、灾难性心理创伤,导致延迟出现和长期持续的心理障碍。简而言之,PTSD 是一种创伤后心理失平衡状态。

所以根据诊断标准,只有当足够多的症状在灾难一个月以后还持续出现,并且这些症状的严重程度已影响到了正常的生活,患者才可以被诊断为"创伤后应激心理障碍"。请注意,有的人,特别是救援人员的症状可能会出现延缓。也就是说,他们可能会在灾难发生 6 个月或更长的时间之后才出现反应。他们也需要及时治疗和帮助。

(二) 主要表现

1. 再体验 即个体会产生闯入性的创伤情景再现,而且再现的内容非常清晰、具体。尤其生活中与创伤可能产生联系的任何事物,都可能引起个体对创伤情境的再体验。并且这种体验会给个体带来极大的痛苦,并有可能进一步恶化,产生一些 PTSD 相关的共病(如焦虑、恐惧、自责、失望、抱怨等)。

2. 回避反应 出于对再体验的痛苦,个体会主动回避一些可能引发创伤体验的事、物。这种回避反应一方面对个体是一种保护机制。但另一方面他会延缓个体 PTSD 相关障碍的康复。

3. 高警觉　就是许多小的细节都能引起比较强烈的反应。不少患者则出现难以入睡、易惊醒等睡眠障碍,表现出易激惹或易发怒、容易受惊吓、注意力不集中等警觉性增高的症状。

创伤后应激障碍的心理反应常表现为情绪极度激动、紧张和恐惧,常整夜不能入睡,处于恍惚之中,有时还会在睡眠中反复出现精神创伤时的境象。经历或目睹恐怖袭击的人群常会同时出现烦躁不安、压抑、悲伤情绪,不能集中注意力,完全或部分丧失工作能力,并可出现心血管、消化、神经系统的躯体症状。其心血管反应可出现心绞痛、心肌梗死、心律失常、高血压以及呼吸困难等。

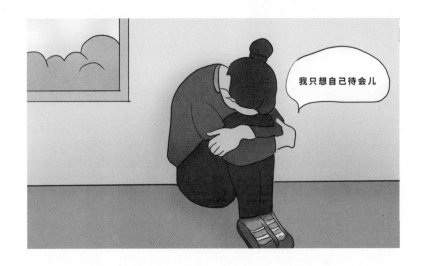

三、怎样识别创伤后应激障碍

创伤后应激障碍主要通过临床表现来识别。

创伤后应激障碍的核心表现有三组:闯入性症状、回避症状和警觉性增高症状。儿童与成人的临床表现不完全相同,且年龄愈大,重现创伤体验和易激惹症状也越明显。成人大多主诉与创伤有关的噩梦、梦魇。儿童因为大脑语言表达、词汇等功能发育尚不成熟等因素的限制常常无法叙述清噩梦的内容,时常从噩梦中惊醒、在梦中尖叫,也可主诉头痛、胃肠不适等躯体症状。Wilfred 研究指出儿童重复玩某种游戏是回现或闯入性思维的表现之一,应注意创伤后应激障碍的可能性。

我们可以通过以下的检查清单来对自己及周围曾经或正在受各种创伤打击的人群进行初步筛查,以便及时进行干预。

PTSD 检查清单民用版（PCL-C）

患者姓名：_____　　　　　　　　　　日期：_____

以下 17 个问题和主诉是人们有时面临应激性生活经历时的反应。对比前一个月中你被这些问题困扰的程度，根据 1~5 评分的意义，选择最适合你的数字填在每个问题右边的一列中。

1= 一点也没有	2= 有一点	3= 一般	4= 较多	5= 非常多

你的反应	评分

1. 反复的、令人烦恼的、有关过去痛苦经历的记忆、想法或意象。

2. 反复的、令人烦恼的、有关过去痛苦经历的梦。

3. 突然感到或觉得似乎痛苦的经历又在发生（似乎你又身临其境）。

4. 当一些情景或迹象提醒你想到过去痛苦经历的时候，你感到非常的心烦意乱。

5. 当一些情景或迹象提醒你想到过去痛苦经历的时候，你出现了身体的反应（例如心跳加快、呼吸急促或出汗等）。

6. 回避想起或谈论有关过去痛苦的经历，或回避与其相关的感受。

7. 回避某些有关的活动或情景，因为它们能使你想起过去痛苦的经历。

8. 过去痛苦经历的重要部分很难被回忆起来。

9. 对过去感到愉快的事情失去了兴趣。

10. 感觉与其他人的关系疏离或隔离。

11. 对过去感到亲近的人，现在感觉情绪麻木或没有了爱的感受。

12. 感觉似乎你对未来一下子失去了希望。

13. 感觉麻烦降临或处于麻木不仁状态。

14. 感觉容易被激怒或愤怒爆发。

15. 难以集中注意力。

16. 惊跳状态，或警觉性增高。

17. 感觉心惊肉跳或容易被惊吓。

参考值范围：

17~37 分：无明显 PTSD 症状；

38~49 分：有一定程度的 PTSD 症状；

50~85 分：有较明显 PTSD 症状，可能被诊断为 PTSD。

　　PCL-C 量表是专为评价普通人在平时生活（与战争相对而言）中遭遇创伤后的体验而设计的。它要求测试者根据自己在过去的一个月被问题和抱怨打扰程度打分,分 5 个等级,1= 一点也没有,2= 有一点,3= 一般,4= 较多,5= 非常多。可分为 4 个因素,分别为:警觉增高反应、回避反应、创伤经历反复重现反应、社会功能缺失反应。累计各项的总分为 17~85 分,分数越高,代表 PTSD 发生的可能性越大。此表基于症状的数量和严重程度而提供一个连续的评分,是一个多纬度观察 PTSD 的工具,可以对临床治疗及护理提供对 PTSD 主要症状更详尽的描述,还可在临床研究中作为评价心理干预效果的工具。在美国,PCL-C 量表常作为 PTSD 症状诊断和干预或治疗 PTSD 的效果评价量表。

　　如果上面的评估你的分数超过了 38 分,建议你尽快到专业的医疗机构就诊,进一步明确诊断,及时治疗。因为创伤后应激障碍的诊断其实是比较复杂的,你在经历了重大的创伤刺激后可能不仅会罹患 PTSD,还可能同时存在其他的心理问题或障碍。因为 PTSD 的共病率是非常高的。

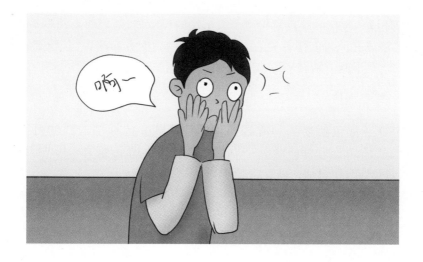

四、风险与预后因素

风险(和保护性)因素通常被分为创伤前、创伤中和创伤后因素。

(一) 创伤前因素

1. 气质　包括六岁前儿童的情绪问题(例如,先前的创伤性接触、外化性或焦虑症状)以及先前的精神障碍(例如,惊恐障碍、抑郁障碍、PTSD 或强迫症)。

2. 环境　包括较低的社会经济地位;较低的教育水平;接触先前的创伤(特别是在儿童期);儿童期的不幸(例如,经济窘迫、家庭功能失调、父母离异或死亡);文化特征(例如,宿命论或自我责备性应对策略);低智商、少数民族＋种族的状态；精神疾病家族史。接触创伤之前的社会支持是保护性因素。

3. 遗传与生理 包括女性的性别以及接触创伤时较小的年龄（对于成年人）。在接触创伤性事件之后，某些基因型可以是PTSD的保护性因素，也可以是增加风险的因素。

（二）创伤中因素

环境 包括创伤的严重程度（剂量）（创伤越严重，患创伤后应激障碍的可能性越大），感受到生命受威胁，个体伤害，人际暴力（特别是由照料者所致的创伤或儿童目击了对照料者的威胁），以及军事人员或施虐者目击大屠杀或杀敌。在创伤中出现并持续到创伤后的分离症状是风险因素。

（三）创伤后因素

1. 气质 包括负性评估、不恰当的应对策略以及急性应激障碍的发生。

2. 环境 包括后续反复接触令人不快的提示物，随之而来的不幸的生活事件、经济或其他与创伤有关的损失。社会支持（对儿童来说，是稳定的家庭）在创伤后，对于调节结局来说，是保护性因素。

五、常见治疗方法

PTSD通常包括药物和心理两种治疗方式。抗抑郁的药物可以缓解PTSD的症状；与治疗师面谈也可以帮助你渡过PTSD的难关。几种已经被证实有效的心理治疗包括：

（一）认知行为疗法

认知行为疗法帮你确认那些有问题的思维方式。比如：把失去家人的伤痛归咎到自己没有照顾好。认知疗法可以扭转这种信念，比如："这并不是你的错，你已经尽力了。"

（二）暴露疗法

暴露疗法认为你在灾难中学会了那些引起你恐惧的想法、感受和场景。治疗过程中，在安全可控的环境下，治疗师会要求你一次次重述创伤的过程，直到不再对回忆产生恐惧为止。目的是教会你正视并控制恐惧。

（三）系统脱敏疗法

在治疗师的帮助下，患者首先回忆较为轻微的创伤性记忆、事务、人物或场景。与此同时，治疗师教患者运用肌肉、肢体和呼吸的渐进放松法调解情绪、身体和心理上对于这些创伤性记忆的反应。然后，治疗师引导患者逐步回忆越来越强烈的创伤性经历，并让患者使用放松术调节身体和心理的反应。

（四）小组治疗

与组员一起分享经历,加深理解,讲述自己的故事和感受,互相支持,讨论如何应对,面对现实而不是过去。

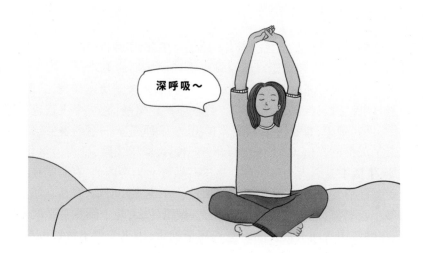

六、日常应对方法

1. 了解 PTSD 的知识,请了解你不是孤立无援的、脆弱的,或者失常的人。你的反应是人类对于灾难的正常应激功能。

2. 和亲人、朋友、医生讲述你的感受和症状。

3. 与其他的 PTSD 患友建立联系,彼此支持。

4. 能够意识到自己出现紧张(stress)的症状了。

5. 使用洗澡、听音乐、深呼吸、沉思、瑜伽、祈祷或锻炼的方式来放松。

6. 你也可以更投入地工作,或参与社区活动,转移注意力。

7. 不能靠喝酒、吸毒、吸烟等方式来逃避创伤。

8. 健康饮食、饮水。

9. 保证足够睡眠。

10. PTSD 或抑郁的患者可能有自杀的念头,当你有这种念头时,要及时告诉你信任的家人、朋友或医生。有的地区已有自杀干预热线。请一定使用这些帮助。

11. 当一种方法不再能有效控制你的症状,你应该向专业人员寻求帮助。

第二节 儿少部分

一、案例

小飞是个 8 岁男孩。小飞爸爸是一家企业的销售经理,总公司设在疫区。小飞妈妈是全职太太,和奶奶一起照顾小飞和他半岁的弟弟。小飞爸爸 2019 年底因工作需要回总部出差 1 个月以上。不料新冠疫情突然暴发,武汉封城,小飞爸爸打电话说已经不能回家了。后来坏消息接踵而至,小飞爸爸被列为疑似病例,再到确诊,直至进入重症监护室,生命垂危。一系列事件给小飞的家庭带来了沉重的打击,接下来的日子小飞妈妈经常失眠,变得情绪化,对小飞不耐烦,生活中会因为小飞一点小事没有做好而大声凶他,有时实在控制不住就会动手打小飞,打完又会抱着小飞哭泣。小飞不知所措,开始在妈妈面前说话做事小心翼翼,总害怕他会说错什么、做错什么,晚上睡觉总是时不时惊醒,还会在睡梦中大叫大哭。随着爸爸病情加重,小飞变得不敢看电视,不敢听到有关新冠肺炎的任何消息,整天躲在自己的房间不敢出门,对以前的玩具和学习也不感兴趣了,胃口很小,总是不愿与家人一起吃饭。每次奶奶要出门买一些生活必需品,小飞也会异常警觉,总是不让奶奶出门,说会把病毒带回来,并且会大声哭闹阻止奶奶外出。对待弟弟的态度也变得粗暴,只要弟弟有点哭闹,他就会很烦躁,发脾气,总说"烦死了",有时趁家人不注意会突然打弟弟,弟弟大哭后就会躲起来。小飞不愿提起爸爸,不关心周围发生的事情,跟家人关系变得异常敏感,不愿过多的交流。晚上总是睡不好,不敢一个人睡,很久没有尿床的小飞现在经常尿床。

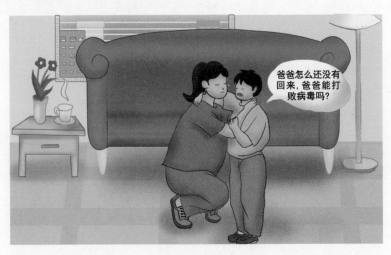

二、儿童创伤后应激障碍是什么

儿童青少年是遭受突发应激性事件后产生创伤后应激障碍的易感人群。小飞在听到父亲感染新冠病毒病重时,开始因为缺乏对疾病的认识和成熟的情感反应,应激反应是相对滞后的。受其他家人情绪变化的影响,以及孩子自己对整个事件信息的整合,小飞的应激反应才逐步显现。在重大的应激事件时大部分儿童会感到难以集中注意力、对原本喜欢的爱好丧失兴趣、容易发脾气、回避与灾难有关的信息,表现为害怕退缩和一些伴随症状。少数儿童会出现对应激事件的闯入性记忆。学龄前儿童对事物的认知存在片面性、直觉性,缺乏系统的逻辑性。当他们目睹应激事件时,更容易产生应激反应。严重者导致创伤后应激障碍,即出现持续的、不必要的、无法控制的关于事件的念头,强烈地避免提及事件的愿望,睡眠障碍,社会退缩以及强烈警觉的焦虑障碍。表现出行为或情感回避、噩梦和强制性思维等症状。轻者也会产生一系列应激反应,如焦虑、抑郁、尿床、怕黑、注意力不集中等倒退行为。

三、儿童创伤后应激障碍的特点有哪些

急性应激障碍的症状一般发生于创伤事件之后的 4 周以内,可表现为生理、情绪、认知和行为的异常。儿童的反应往往向两极发展,一极是更直接和更剧烈的情绪和行为反应,另一极则是麻木和呆愣。常见症状如下:

1. 行为问题　退行行为常是指儿童的表现比实际年龄更幼稚。

2. 情绪问题　表现为神情呆滞、沉默寡言、缺乏情感表达、情绪沮丧、冷漠;兴趣索然、自闭;或易激惹、易怒、情绪变化反复无常;或紧张、焦虑,尤其害怕与自然灾害有关的情境或场景,如黑夜、阴暗、下雨、打雷、刮风、闪电等。

3. 儿童居丧反应　孩子在灾难中失去亲人,是最常见的压力源,也是最亟须处理的危机。大多数会出现以下反应:不相信亲人已经永远离开;觉得自己被抛弃,对过世亲人生气;对亲人的死亡自责;模仿过世亲人的行为或特征等。

4. 躯体不适　可能出现头痛、头晕、腹痛、腹泻、荨麻疹等躯体不适,这些实际上不一定代表特定的躯体疾病,而仅仅是一种心理反应。

5. 睡眠障碍　难以入眠、噩梦频频,如经常性"灾难重现",梦见难以脱逃、四肢无力、被绑缚、被压迫或被追踪、从高空坠下或陷入地下等。许多孩子半夜惊醒,往外跑。

6. 认知及其他问题　上课出现昏睡、疲劳、打瞌睡等精神萎靡不振的现象;或易分心;注意力难以集中,烦躁好动,做白日梦;没有食欲,生活作息习惯改变等;有些儿童会不接受现实,认为亲人没有死;甚至会看到或听到死去亲人的身影和听到说话声等。PTSD 儿童中高达 50%~75% 的患者症状会延续到成年。

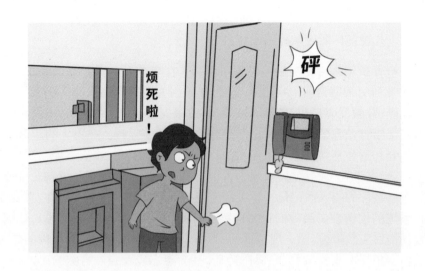

四、儿童与成人创伤后应激障碍的区别是什么

儿童与成人的临床表现不完全相同,且年龄愈大,重现创伤体验和易激惹症状也越明显。成人大多主诉与创伤有关的噩梦、梦魇,儿童由于语言表达、功能发育尚不成熟等因素的限制,常常无法叙述清楚噩梦的内容,时常从噩梦中惊醒、在梦中尖叫,也可主诉头痛、胃肠不适等躯体症状。国外研究认为儿童重复玩某种游戏可能是闪回或闯入性思维的表现之一。

五、不同年龄阶段儿童创伤后应激障碍的表现有哪些

不同年龄阶段的儿童也有不同的创伤反应。学龄前儿童常表现为:急躁、反应慢、睡眠差、怕黑、发展退化、粘人;学龄儿童常表现为拒绝上学、在家或在学校出现攻击行为、在同伴中退缩、注意力下降、成绩下降、胃痛、头痛、害怕睡觉;青少年可表现为自我伤害的行为、自杀的念头、问题行为等。对于有家庭成员或自身感染新型冠状病毒的家庭和儿童而言,由于目前儿童 PTSD 的症状不典型,因此识别相对更为困难。突发事件发生时,年龄较小的儿童容易产生以下伴随症状:

1. 睡眠问题 表现为入睡困难、夜醒、磨牙、梦魇、梦惊、梦行等各种形式的睡眠障碍。

2. 抽动性障碍 表现为反复刻板地、不自主地出现眨眼、挤眼、缩鼻、歪嘴、摆头、点头、张嘴、耸肩、肢体抖动、清嗓子、喉中发出怪声和秽语等症状。

3. 遗尿症:表现为 5 岁以后的儿童还反复出现夜间或午睡时小便尿在身上的现象。

4. 暴怒发作　表现为受到挫折后大发脾气,在地上打滚、哭闹、情绪暴发的现象。

5. 发脾气　表现为显著的哭闹、耍赖、撒泼打滚等。

6. 咬指甲或吮手指　这种行为能给孩子带来安全感和满足感,在气氛紧张、环境安静或饥饿疲劳时会出现。

7. 反抗行为或破坏行为　对家长的要求总回答"不""就不"等,或对周围的人、物品进行攻击和破坏。

8. 遗尿或遗粪　对于已经学会自主大小便的儿童,出现频繁地尿或拉在裤子里的情形。

9. 梦魇或夜惊　梦魇是指噩梦中惊醒,处于极度紧张焦虑状态,而夜惊是指睡眠中突然惊醒、惊慌失措,伴有哭喊、气急、出汗等,醒后不能回忆。

10. 其他　如拔毛发、多动。

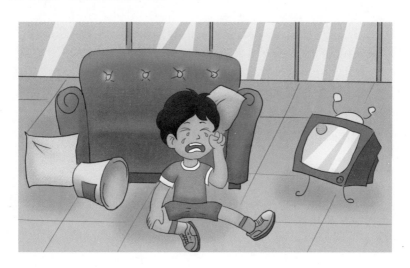

六、孩子创伤后应激障碍,家长该怎么办

孩子出现创伤后应激障碍,可以根据症状的严重程度分别对待。症状轻微的,主要以心理治疗为主。严重影响生活,建议及时就医,可以在进行心理治疗的同时予以短期药物对症治疗。作为家长,在及时为孩子寻找合适的专业帮助之外,家长可以从孩子以下特征入手,以良好的依恋关系为基础给孩子创造一个有利于他们恢复的家庭环境。

(一) 情绪

创伤后应激障碍会给孩子带来一定程度的情绪困扰,比如焦虑、紧张、不安、恐惧、悲伤等,当孩子的情绪不稳定时,家长需要转变固有认知,避免将不良情绪的表达视为"洪水猛兽",对孩子出现的情绪波动需要以接纳和理解为主,只有当家长在应对不良情绪时展现出从容、抱持的态度,孩子才能感受到来自家庭的安全和力量,愿意向家长倾诉遭遇创伤时所承受的痛苦,家长也能更加清楚地了解目前孩子所处的状态和真实的感受。

（二）行为变化

情绪问题往往不会单独出现,通常伴随而来的还会有种种行为上的变化,比如:怕黑、退形、攻击、退缩、厌学等。当行为问题出现时,家长们需要具备一个基本意识——孩子的行为问题并非出自他们的本意,而是创伤造成的后果。只有先从理解孩子突然间出现的变化是症状上的表现,才能更紧密的和孩子建立关系,并且根据孩子出现的特有行为来为他们设计疗愈伤口的计划。

（三）年龄阶段

不同年龄段的孩子具有不同的心理和生理发展特点,家长需要根据这些特点来为孩子设置相应的疗愈方法。幼儿期的孩子由于思维、语言等各方面发展程度尚未完善,难以准确表达自我,因此家长可以使用依恋游戏、绘画表达、以儿童为中心的游戏等方法来为孩子减轻负重;学龄儿童在幼儿期的基础上有所发展,不过认知水平不成熟,因此可以使用指导型游戏、艺术表达、隐喻故事、角色扮演等方法来安抚孩子并为他们重建应对创伤的建设性方式;青春期孩子由于存在两极化的个性特征,依赖家长又要求独立,因而可以采用正念、平等对话、隐喻象征、艺术表达等方式来作为靠近孩子的载体。

七、该案例的心理治疗思考及过程

小飞是个 8 岁的孩子,他还处在言语发展水平不那么完善与精细的阶段,同时由于受到创伤事件的影响,小飞的心理发展状态也很不理想,有明显的退行表现、不稳定的情绪问题以及带有攻击性的行为问题,治疗师在经过评估与详细了解信息后,决定采用游戏治疗的方式来为小飞进行治疗。

游戏治疗是适用于儿童或青少年的一种心理治疗方式,在游戏治疗中治疗师会通过各类玩具、艺术材料或其他媒材,以孩子们特有的"语言"——游戏,来实现与孩子的心灵沟通。尤其是进入青春期之前的孩子,他们由于语言表达、自我控制、情绪情感体验以及抽象思维能力发展水平不够成熟完善,因此常常缺乏进行谈话式咨询所需的专注力、内省能力和流畅交流水平。当创伤性事件发生时,年幼的孩子遭遇来自外界以及自身体验过程中的压力、愤怒、哀痛等不良体验,会受限于他们的身心发展水平而无法找到适宜的发泄途径或者难以进行合理的表达,当不良体验一次次闪回、重现,孩子常会对极小的刺激也难以忍耐,从而出现情绪波动与行为问题。在这样的情况下,游戏能够以让孩子重获依恋、接纳、滋养的方式来帮助孩子构建新的力量结构,在游戏中以安全的方式重现创伤时刻孩子的内心感受，并在和治疗师的互动中修复这些伤口，实现自我疗愈。

同时，游戏治疗也并非年幼孩子专属，在面对青春期孩子时，由于他们在心理特质上会呈现两极化的矛盾冲突，开放与防御兼顾，因此不具备侵入性、和缓并灵活的游戏方式可以帮助治疗师和青少年建立信任关系。带有联想隐喻形式的游戏方法，能辅助青少年发展他们对自己内在的探讨和分析，健全对自身的认识，增加自我认同感。同样，游戏治疗也并非心理工作者专用，作为家长或老师，同样能够利用游戏在日常学习生活中来引导孩子、帮助孩子。

游戏是孩子最自然、自发的行为。在治疗室中，我们可以这样去看待治疗过程，玩具好比是儿童的词汇，游戏好比是儿童的语言。透过游戏，儿童能表达许多他们尚未能清楚地用言语来沟通的感觉和经验。在受过专业训练的游戏治疗师的陪伴下，孩子能自然而然地玩出他们的心境、困惑和日常生活中遭遇的挫折、创伤，一旦这些经验被处理后，儿童的适应力会提升，因而更有能力来应对并解决心理层面的挫折和创伤。所以游戏治疗对于儿童就好比咨询辅导、谈话治疗对于成人一样，是具有同等的帮助性和疗效性的。

鉴于小飞的诊断以及症状表现，治疗师在治疗中采用了指导型和非指导型游戏治疗相结合的方式进行治疗。

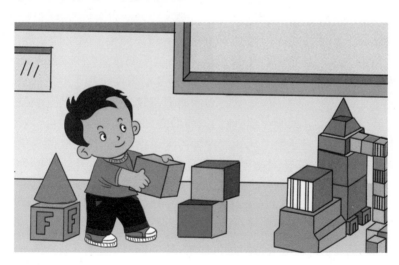

第一次，采用以儿童为中心的游戏治疗形式，治疗师在一旁以观察者的身份关注并反馈孩子在游戏中的一举一动，小飞在治疗室里显得非常局促，一开始他比较僵直地站在治疗室门口，仿佛不知道应该如何应对。在沉默了一段时间后，他才小声的向治疗师询问他是否能玩房间内的玩具，在得到肯定的答复后，小飞才开始慢慢地走向放置玩具的架子。他一个个仔细地翻看里面的物品,但这个过程中,他始终一言不发,并且频频回头看向治疗师所处的位置,并示意自己是否能够继续探索下一个玩具,他几乎将所有的玩具都拿出来把玩了一遍,但并没有在某一个玩具上停留太长时间。甚至在挑选玩具的时候,孩子的表情也显得如此的凝重,以至于让人觉得他不是在挑选自己喜爱的玩具而是在确认自己的安全。然而当游戏时间结束,要离开治疗室时,小飞情绪突然变得不太稳定,一直试图延长待在治疗室的时间,即使离开后也会待在治疗室门口,并拨弄门上的小挂饰。

从小飞的表现能看出来,他对于治疗环境与关系存在着明显的试探性,对于治疗师的存在他实际上是怀着戒备与不信任感的,似乎不知道使用什么方法来进行交流,也想试探自己是否能够被接纳或认可,同时他也表现出对于分离和丧失的焦虑。然而,这一切小飞都选择将它们掩藏在沉默之中,并不以语言的方式表达。

第二次和第三次,小飞在经过一段时间的选择后,都使用了沙盒,孩子在沙盒中展现了不断发生的攻击、毁灭、生死转化的主题。比如在第二次的沙盒中,小飞在以沙子象征的沙漠中修盖了类似金字塔的建筑,这些塔的下方被他埋藏了带棺木的木乃伊或者宝石,有小木偶以探索者的身份进入到沙漠里试图找到这些被掩埋的历史遗迹或者宝物,然而所有的探险队都被沙漠中突然刮起的沙尘暴所吞噬,无人幸免。沙尘暴随后席卷整片沙漠,扬起沙尘,把所有东西都盖住了,宝物也找不到埋藏在哪里。最后整个沙盒里什么都没有了,一切被夷为平地。整个过程中孩子情绪激动,不断大呼“沙尘暴来了!快跑啊!救命啊!”,直至一轮游戏结束。之后沙盒游戏中出现了些许保护性的光景,沙尘暴依然存在,但是探险队终于能离遗迹越来越近了,甚至小飞会强调队员们已经发现了宝藏所在地,他们只需要等到沙尘暴停止就可以顺利地到达金字塔。小飞甚至开始主动找治疗师需求帮助,比如让治疗师提供能够装运更多沙子的卡车,能让风暴停止的神秘道具等。这些变化虽然在外界看来是如此的细微以至于可能会被忽视,然而这就如同是一颗种子,它带着希望被埋下,那么就有可能长成不被风雨所撼动的大树。

当环境的安全与接纳被感知到后,小飞通过沙盒游戏将自己难以用言语传递的情绪宣泄出来,这些情绪是负面的、压抑的、长期都不被外界允许出现的,但他找到了一个合适的空间和方式来表现。在这样的空间里,他的任何象征性表达都可以借助不会伤害到自己和他人的形式出现,没有人会阻止他表达对于死亡的恐惧和求助,甚至当他在表达这些感受的时候,有人能共情到他绝望无助的时刻,愿意陪伴在他身边,陪她一起承受这些痛苦,并在他提出寻求帮助的时候及时回应他。

第四次到第六次,小飞开始邀请治疗师一起进行对抗类角色扮演游戏,小飞始终将自身扮演成胜利的一方,而恐龙成为了最常出现的反面角色。恐龙是那样的强大、恐怖,它们会吃掉人类和动物来变出更多的邪恶同伴,又仿佛有不死之身,不论怎样的武器都不足以将它们消灭。小飞在最初的对抗中,不断地重申要保护自己的基地,用小枕头小盒子筑起"高高的围墙",防止恐龙的撞击和撕咬。他将全部的武器玩具都藏在自己和治疗师的身后,并希望治疗师作为同伴与他共同对抗恐龙。但在防卫的抵抗之后,剧情开始转变,小飞不仅没有放弃对抗,甚至不断地升级武器,制定方案来击倒这群恐龙。他甚至会表示自己现在是全世界的主宰,他与邪恶一方的对抗最终将会取得胜利。

虽然在几次的游戏中小飞有试图做出类似攻击他人的行为,但被制止时他能够很快控制住,转而开始先前的游戏。他在游戏中对力量的需求依然存在,当治疗师加入游戏后,他能够比较好地进行互动沟通,同时要求治疗师遵循他制定的游戏规则。而在这样的对抗中,"爸爸"这个词汇开始出现,以一个会为正义一方提供保护和力量的形象短暂又零碎地出现。虽然转瞬即逝,然而这个变化对于小飞而言却十分重要,孩子通过这样的方式在向外界传递他对于父亲的感受和思念。

第七次和第八次,小飞依然会选择对抗类游戏,不过情况有所变化,小飞开始很开心邀请治疗师一起游戏,而这时治疗师可以作为反面角色的一方出现了,不过无论剧情或者人物如何变化,他仍然将自身扮演成胜利的一方,会不断重申其存在的必要性,以及获胜的必然性。他在游戏中对力量的需求依然存在,当治疗师加入游戏后,他会要求治疗师遵循他制定的游戏规则,如果有做得不到位的地方,他会以一副很专业的样子指出来并要求治疗师马上改正。但之后在力量的追求感上小飞有所降低,当治疗师屡次被他打败时,他开始指点治疗师要如何使用正确的方法,甚至他能够主动给予安慰和退让,有时候会更改规则,认可和接受治疗师也拥有同样的地位。在这个过程中,孩子的自我存在感不断被增强,自我控制的力量得到了新的发展,小飞的情感需求获得了回应与满足,合作互助的概念从他的游戏中开始出现并逐渐频繁,逾越设置的行为越来越少,情绪渐趋平稳,他开始向更高一层的认知整合阶段发展。

第九次到第十一次,小飞开始由对抗性游戏逐渐转为角色扮演剧场,最初他会选择当武器店的老板,将各类武器贩卖给治疗师,然而之后他开始尝试其他店面,最终战争对抗场景消退掉,取而代之的是具有生活气息的画面。小飞最常扮演的是机器人工程师,变形金刚是他最常研发的系列,他会详细地为治疗师介绍不同机器人的名字、性能,并演示它们的特殊功能,比如它们会变形成各种交通工具、会发射炮弹、携带强大的信息技术功能等。小飞对自己喜爱的机器人在与其他机器人比较时输赢与否的需求逐渐消退,有时会表示在不同时机需要不同的机器人相互配合或合体才能克服困难。而在第十一次治疗中,小飞连贯性的扮演了超市老板、厨师、服务生、顾客等角色,他一开始作为超市老板买卖食物,然后转换角色成为厨师进行烹饪,创造了一系列各具风味的美食,并为顾客提供食物。抚育型游戏第一次在游戏中出现,小飞在游戏中的表达也有了新的变化,新主题的产生预示着小飞心理发展需求开启了下一个阶段的序曲。

第十二次,治疗师和小飞一起进行了贴纸绘画的游戏,这是一个有主题定义的特殊绘画,小飞可以在九宫格型的画框中自由表达这段时间以来自己的情绪感受。在每个格子中,孩子都使用了大量的贴纸来传达不同的体验,这些画面中有尚未及时发给爸爸的信息,有被妈妈责骂的场景,有自己躲在被子里哭泣的片段,有冬季干枯凋零的树木,有天空坠落的行星,也有孩子很喜爱的玩具,一家人最喜欢带他和弟弟去的动物园等。可以看到在这些画面中,并非只有悲伤、委屈、了无生趣的感受,在缝隙间一些宝贵的,带着鲜活气息的回忆依然在孩子的心间被好好地保管着,他坚强地试图留住那些包含着幸福气息的片段。

第十三和第十四次小飞和治疗师共同表演了手偶剧场,这个剧场的原型来自带有分别与感谢意义的绘本,名字叫《獾的礼物》。在这个故事中,作为主人公的獾虽然也在最后永远地离开了它热爱的森林,但是森林中每一个曾经与獾有过开心回忆的小动物,都纷纷以自己的形式来表达对于獾的感谢,在最后,都说出了那句"谢谢你"。在这个故事的表演中,小飞全神贯注布置剧场,认真地挑选每一只将会登场的动物手偶,仔细专注地说出一句句台词,当最后演出结束时,小飞显得依依不舍。在这个隐喻故事的讲述中,小飞将那些压抑的思念和不舍用自己能够接受的方式表达了出来,他开始整理自己的情绪并开始学习如何以建设性的方法来将感受传递出去。

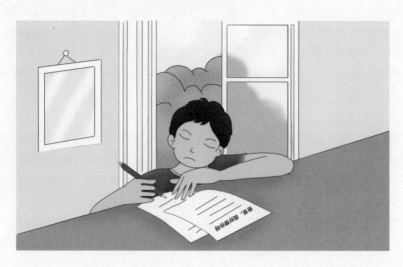

第十五次,治疗师陪同小飞制作了告别花朵,小飞终于有勇气将自己对爸爸的思念以文字的方式写在小小的信纸上,而当这封信完成之后,治疗师和小飞一起,将信纸制作成了一朵盛放的百合花。小飞带着这朵百合花离开的时候,情绪比最初来到治疗室轻松了许多,他将花仔细地收在了书包里。向治疗师挥手再见时,脸上带着笑容。

至此小飞的自我疗愈能力明显增强,游戏结束时分离焦虑已经消退,情绪行为日趋稳定。他在现实生活中的状态也有改善,家长反映小飞在家里能够正常地生活学习,没有再出现过于频繁的情绪波动与攻击行为。小飞的治疗之后可能还会继续,新主题的出现也会带来新的发展与调整,而在和孩子游戏的过程中,我们利用游戏治疗包含的疗愈元素,能够与孩子建立新的关系模式,这种模式区别于他们在日常生活的体验,带有积极关注、接纳保护的意义,可以帮助孩子传递他们无法以口头语言描述的复杂情感,以隐喻的、建设性的方式表达内心的攻击性力量、焦虑不安或无助绝望等负面感受。我们和孩子之间同游戏建立的良好互动和安全边界,为孩子提供了观察自己的行为和动机及适应变化环境并运用新的可能性进行尝试的机会。

八、相关量表

地震等自然灾害的发生不仅会造成重大的人员伤亡和财产损失,也容易给人的心理、生理等带来严重的创伤。地震等自然灾害发生时,儿童青少年除了直接受到伤害,还会因为目睹他人受伤害而间接受到伤害。儿童和青少年由于各方面承受能力都比较弱,缺乏自我调节与保护能力,更容易出现一些应激反应,产生 PTSD。但由于儿童 PTSD 的症状不典型,导致目前识别相对较为困难,故目前我们可以采用一些量表评估的方式来了解儿童青少年的心理创伤状况。一般常用的量表分为自评量表和他评量表。他评量表填表人一般为经过专业训练的评定人员,一般由专业精神心理工作人员担任。大多在医疗机构内进行评估,在此我们不做介绍。而自评量表填表人为儿童青少年本人,儿童青少年可以对照量表的题目陈述选择符合自己实际情况的答案并作出程度判断,初步了解自己的情况。适合儿童青少年及家属在家进行筛查。目前与 PTSD 相关的常见量表包括儿童抑郁障碍自评量表(DSRSC)、儿童焦虑性情绪障碍筛查表(SCARED)、创伤后应激障碍自评量表(PTSD-SS)、创伤后应激障碍症状清单(PCL)、修订版儿童事件影响量表(CRIES)、临床用创伤后应激障碍量表(CAPS)、修订版儿童事件影响量表(CRIES)等。通过这些量表可以了解儿童青少年是否存在抑郁、焦虑、创伤后应激障碍症状及其严重程度。在本书中,重点介绍儿童抑郁障碍自评量表(DSRSC)、儿童焦虑性情绪障碍筛查表(SCARED)、创伤后应激障碍自评量表(PTSD-SS)这三种操作简单、评分简单的儿童青少年自评量表。

（一）儿童抑郁障碍自评量表（DSRSC）

适用于 8~13 岁的儿童对于自己抑郁症状的自评。

指导语：请根据自己最近的真实感受，按照 0 表示没有，1 表示有时有，2 表示经常有进行填写。

条目	没有(0)	有时有(1)	经常有(2)
1. 盼望美好的事物			
2. 睡得很香			
3. 总是想哭			
4. 喜欢出去玩			
5. 想离家出走			
6. 肚子痛			
7. 精力充沛			
8. 吃东西香			
9. 对自己有信心			
10. 生活没有意思			
11. 做事令人满意			
12. 喜欢各种事物			
13. 爱与家人交谈			
14. 做噩梦			
15. 感到孤独			
16. 容易高兴起来			
17. 感到悲哀			
18. 感到烦恼			

结果分析：一般条目按照"没有"评 0 分，"有时有"评 1 分，"经常有"评 2 分，但其中第 1、2、4、7、8、9、11、12、13 和 16 共 10 项为反向记分，即"没有"评 2 分，"有时有"评 1 分，"经常有"评 0 分。将 18 个条目得分相加得出总分，总分越高表示抑郁症状越明显。≥15 分提示有抑郁障碍的可能性。

（二）儿童焦虑性情绪障碍筛查表（SCARED）

请根据你自己或你的孩子过去 3 个月的情况进行评估。0 表示没有或几乎没有，1 表示部分有，2 表示有或经常有。

	0	1	2

1. 当害怕时会感到呼吸困难

2. 在学校里感到头痛

3. 不喜欢与自己不太熟悉的人在一起

4. 不敢在外面过夜

5. 害怕喜欢自己的人

6. 受惊吓时有一种昏厥感

7. 易紧张

8. 爸爸妈妈走到哪儿就会跟到哪儿

9. 别人说我看上去紧张

10. 与自己不太熟悉的人在一起感到紧张

11. 在学校里胃疼

12. 受惊吓时觉得自己要发疯

13. 害怕独自睡觉

14. 为成为一个好孩子而担心

15. 受惊吓时觉得周围事物不真实

16. 做关于父母碰到不幸的噩梦

17. 担心去上学

18. 受惊吓时心跳厉害

19. 经常发抖

20. 做关于自己碰到不幸的噩梦

21. 担心某些事情会使自己筋疲力尽

22. 受惊吓时大汗淋漓

23. 是个"担心虫"

24. 无缘无故地害怕

25. 害怕自己单独待在家里

26. 很难与自己不太熟悉的人交谈

27. 害怕时会有喉咙塞住感

28. 别人说我担心太多

29. 不喜欢离开家

30. 害怕出现焦虑或惊恐发作

续表

	0	1	2
31. 担心不幸的事情会发生在父母身上			
32. 与不太熟悉的人在一起会感到害羞			
33. 对即将发生的事情担心			
34. 受惊吓时有一种被上抛的感觉			
35. 对自己做事的能力担心			
36. 害怕上学			
37. 对已经发生的事情担心			
38. 受惊吓时觉得头晕目眩			
39. 跟别的儿童或成人在一起时感到紧张,当他们看我时我必须做点什么(如大声朗读、讲话、游戏或体育活动)			
40. 对参加有许多不熟悉的人在场的聚会、舞会或其他场合感到紧张			
41. 害羞			

结果分析:将41项目得分相加得到总分,得分 ≥ 23 分提示存在焦虑障碍的可能性。

(三) 创伤后应激障碍自评量表(PTSD-SS)

指导语:每个条目根据创伤事件发生后的心理感受分为"没有影响"到"很重"进行 1~5 级评定

1:没有影响　2:轻度影响　3:中度影响　4:较重影响　5:很重影响

题目	1	2	3	4	5
1. 灾害对精神的打击					
2. 想起灾害恐惧害怕					
3. 脑子里无法摆脱灾害发生时的情景					
4. 反复考虑与灾害有关的事情					
5. 做噩梦,梦见有关灾害的事情					
6. 灾害后兴趣减少了					
7. 看到或听到与灾害有关的事情担心灾害再度发生					
8. 变得与亲人感情疏远					
9. 努力控制与灾害有关的想法					
10. 对同事(学)、朋友变得冷淡					

续表

题目	1	2	3	4	5
11. 紧张过敏或易受惊吓					
12. 睡眠障碍					
13. 内疚或有罪感					
14. 学习或工作受影响					
15. 注意力不集中					
16. 回避灾难发生时的情景或活动					
17. 烦躁不安					
18. 出现虚幻感觉似灾害再度发生					
19. 心悸、出汗、胸闷等不适					
20. 无原因的攻击冲动行为					
21. 悲观失望					
22. 遗忘某些情节					
23. 易激惹、好发脾气					
24. 记忆力下降					

结果分析：24 个条目得分相加为 PTSD-SS 总分,得分越高应激障碍越重。

以上 3 个量表相对来说简单易行,方便儿童青少年及其家属根据情况进行自行筛查,但所有的量表均不能代替精神心理学工作者的临床诊断,仅作为一个辅助工具使用,如果发现儿童青少年出现相关问题,建议及时求诊,进行早期干预治疗。

(刘光亚　周　剑　马　静　邓　叶　李韧娇　朱娟娟)

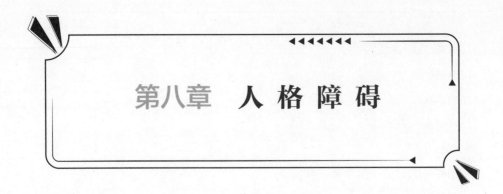

第八章　人格障碍

第一节　强迫型人格障碍

一、案例

家住长沙的徐女士,是一位中学语文老师,40岁,自新冠肺炎疫情发生以来,不愿意外出,担心,睡眠差,因不知生活的意义及该怎么生活来某省精神专科机构临床心理科就诊。

据悉徐女士因疫情经常在家,学校未复学之前,常常因为家庭中鸡毛蒜皮的小事情和丈夫发生冲突。例如:要求每次外出回来的家属先全身上下消毒后,把外套挂于门口左侧,裤子挂门口右侧24小时后,再拿去清洗。患者自述理想与现实有差距,对工作不满意,认为发挥不了自己的才能。例如:在上课前会把教案写得一丝不苟,反复演练,在讲课时会很投入,也能从中体会快乐,希望学生能健康成长,并公平对待,学生进步自己就会很开心,认为自己有责任这么去做。在工作中认真负责,追求完美,按时上班,经常加班,对班上学生要求严厉,经常和一些成绩差的学生发生冲突,被学生背后叫作"巫婆",患者听到后非常伤心,认为自己的好心没有被学生理解。自诉从小不会与人交朋友,没有什么要好的朋友。她通过网络的方式与现任丈夫相识并结婚,丈夫比患者大5岁,因忙于工作未要小孩。夫妻俩经常因为一些小事争吵,吵完后又觉得没有必要,自诉反复争吵影响夫妻感情。至今,徐女士未育,总觉得自己有未完成的任务,自己坚持了很多,但也失去了很多,对于理想的东西快坚持不住了,她不知道自己生活的意义是什么? 也不知道该如何生活?

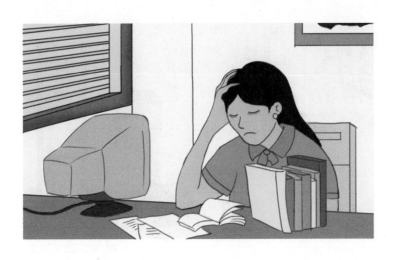

徐女士从小在农村长大,有一弟弟,父亲重男轻女,认为女子无才便是德。他性格暴躁,母亲强势,爱发脾气,讲究卫生,追求完美。同时,对患者严格苛刻、要求高,希望患者能够努力学习,考上大学,跳出龙门,实现自己当年没有实现的愿望。

经过某省级精神病专科医院临床心理科医生的仔细问诊与临床访谈后,该患者被确诊患了一种叫强迫型人格障碍的疾病。

二、什么是强迫型人格障碍

(一) 什么是人格

人格是个体如何表现他们的想法和见解以及与他人的相处方式。

(二) 什么是人格障碍

人格障碍是指明显偏离了个体文化背景预期的内心体验和行为的持久模式,是泛化的和缺乏弹性的,起病于青少年或成年早期,随着时间地推移逐渐变得稳定,并导致个体的痛苦或损害。

(三) 人格障碍的患者在日常生活中会出现什么样的行为

有人格障碍的个体,他们在自己的思考和行为方式中经常倾向于缺乏弹性、机械、执拗和紧张。他们经常不能以健康的行为方式对生活的改变和要求做出反应。而且他们发现难以处理与他人在工作上、学校中或社交环境中的人际关系。许多有这些障碍的个体没有意识到他们的思考和行为方式不正常,而且他们经常为自己的问题责备他人。

人格障碍影响了人群中 10%~15% 的个体。它们通常从儿童期开始,而症状出现于青少年期或成人期。在普通人群中,强迫型人格障碍是最普遍的人格障碍之一,其患病率为 2.1%~7.9%。男性中的诊断率约为女性的 2 倍。

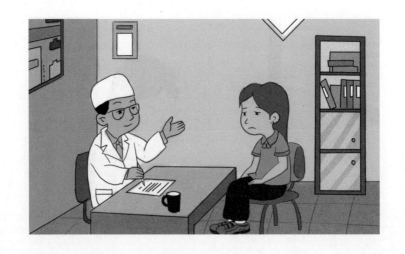

三、强迫型人格障碍的诊断标准是什么

一种沉湎于有秩序、完美及精神和人际关系上的控制,而牺牲灵活性、开放性和效率的普遍模式。起始不晚于成年早期,存在于各种背景下,表现为下列中的4项(或更多)症状。

1. 沉湎于细节、规则、条目、秩序组织或日程安排,以至于忽略了活动的要点。

2. 表现为妨碍认为完成的完美主义。

3. 过分投入工作或追求绩效,以致于无法顾及娱乐活动和朋友关系。

4. 对有关道德、伦理或价值的观念过度在意、小心谨慎和缺乏弹性。

5. 不能丢弃用坏的或不值钱的物品,哪怕这些物品毫无情感纪念价值。

6. 除非别人完全顺从他办事的方式,否则不想将事情托付给别人或与别人一块工作。

7. 对自己和他人采取吝啬的消费方式,将钱视为省下用于将来的灾难之物。

8. 表现为僵化和固执。

四、强迫型人格障碍的心理症状有哪些

他们内心深处有不安全感,导致优柔寡断、怀疑,不一定是怀疑别人。首先是怀疑自己,过分谨慎。很早对活动作出计划,而且不厌其烦,反复核对,因对细节的过分注意,以致忽视了全局,影响了效率。经常被讨厌的思维和冲动所困扰,但不是强迫症状,这些东西也不固定,不像强迫症状,在一个阶段中间出现的冲动和讨厌的思想是固定的。过分谨慎多虑,过分关注工作而不顾个

人消遣和人际关系。刻板、固执，要求别人按自己的规矩办事，因循守旧。如果用一个字形容强迫型人格障碍，那就是"拧"或者南方人的说法"倔"。

五、大众对此如何进行自我评估

对于强迫型人格障碍，主要通过临床表现来进行评估，同时也可以使用一些量表工具进行评估，常用的量表有人格问卷量表（PDQ）、定式临床精神检查量表（SCID）等。

六、调适措施

俗话说："冰冻三尺非一日之寒。"人格障碍不是一朝一夕所致。人格的形成与其生活环境、父母的养育方式、家族的遗传性、人际交往模式，甚至所处的文化都密不可分。在幼年期发生的种种问题容易影响人格的形成，比如：长期经受虐待、缺少关爱、家长长期对成长的忽视、在校遇霸凌问题、家庭遭受重大的变故等，这些人在早期发生的创伤性事件，若不经过任何干预会持续性对人格的形成产生较大的隐患。

如果在生活中有人自幼年时期就总是与周围格格不入，从小就表现出行为、思想乖张或心境的不稳定等明显异于周围人群的行为模式，那么即便不是百分之百，他罹患上述某种人格障碍的可能性也会高于其他人。

医生指出在上述的案例中，可以了解到患者因为在严要求、高标准的环境里长大，母亲的高焦虑无形之中使患者深受感染，同时没有对患者展示良好的人际示范，使来访者通过对自身和外界爱较真，执拗，思维缺乏弹性的病理模式，人际交往问题已经影响到了患者正常的工作与生活。

治疗：医生指出，应从生物 - 心理 - 社会医学模式方面进行治疗。

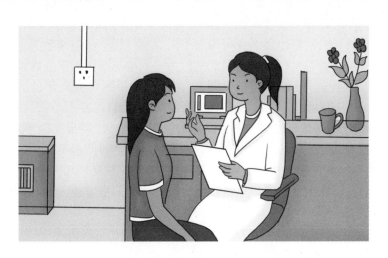

（一）生物方面

引导患者多听轻音乐或运动，运动每周 4~5 次，每次 30 分钟，来缓解患者焦虑的心情，缓解压力。如果出现明显的情绪困扰问题或暴力行为，随时就医遵医嘱用药。

（二）心理方面

教会患者正念冥想的技术，并通过认知行为治疗来改善患者的认知偏差，引导患者进行自我了解，加强患者的安全感，减少完美主义倾向，减少控制的欲望。

（三）社会方面

寻找资源，找到有效的支持方式，如学会与朋友相处等。人格障碍的患者没有特效药物，需要心理咨询师协助，自助为上。经过专业化训练的心理咨询师在很大程度上对人格障碍者进行认知偏差的调整，在受挫时给予陪伴，在情绪危机时给予安全护航，在冲动行为时提供有效方法……根据不同的问题用不同的方法来处理，提供行为示范，鼓励患者尝试与之前不同的行为方式，让其思维更有弹性等。

（程 明）

第二节 边缘型人格障碍

一、案例

患者夏某，女，18 岁，因"反复多次自残，过量服用药物 5 小时"来精神科诊区就诊。采集病史如下：

夏某的父母一直在外省打工，她自 2 岁左右就被寄养在外公外婆家。在夏某 6 岁那年，她要求父母带她一起走，但父母并未同意。之后夏某开始对父母产生抵触情绪，性格也逐渐变得飘忽不定，经常发脾气，跟同学关系差，会对别人的一些小毛病一直耿耿于怀，经常因为一点小事就跟同学闹翻，所以几乎没有固定的朋友。15 岁开始交男朋友，之后怀疑男朋友要离开自己（实际没有），因此和男朋友大吵一架，吵架时情绪激动，割伤自己左手手臂。从此每次争吵就用小刀割伤自己，至左手手臂多道割伤痕迹。之后男友因不堪重负而与她分手。此后她又反复交过多个男友，但关系维持时间都不长。在 16 岁时夏某开始跟父母一起居住，双方经常发生冲突，严重时夏某几次用刀片割左手手臂，随后自行止血。患者自诉自己会觉得有莫名的空虚感，不知道为什么活着，多次试图跳楼，说大不了一死了之。

2020 年 1 月底，夏某本来说好要与男朋友春节后出去旅游，但因为新冠肺炎突然来袭,其男朋友被困外地老家暂时不能返回。开始夏某还能理解,经常与男友在网上聊天,但逐渐起了疑心,认为男朋友不能返回是故意的,是要借机抛弃她与她分手,于是她决定要到男朋友家去找他。但父母并不同意,因此她在家里大吵大闹了几天,说自己没人爱,自己是这个世界上多余的人,既然没人爱,还不如跑出去被感染"肺炎",那样所有的人都会重视她了。在大哭一场后夏某一次性吞下 20 多粒抗抑郁药物试图自杀,被她父母及时发现送医。到医院后,因为疫情特殊时期,医院在门诊前厅设置了预检分诊台,搭了帐篷。夏某看到帐篷后突然大喊大叫,不肯进医院,说:"这不是帐篷,是坟墓,医生全是假的,我吞的不是药物,是新冠病毒,你们不要救我,我死了你们就解脱了。"之后患者情绪一直激动,大约持续 1 个多小时后才逐渐平稳,在急诊处理后送至精神科病区就诊。

经过详细的病史采集,医生给夏某做出的诊断为"边缘型人格障碍"。"人格障碍?那是什么疾病,从来没听说过啊,能治得好吗?她经常想要自杀,不是抑郁症吗?"夏某的父母在听到医生做出的诊断后,显得一脸茫然。

可能很多人对人格障碍这种疾病都很陌生,甚至从来都没听说过,更别提上文中提及的边缘型人格障碍了。那到底什么是人格障碍,其形成原因是什么,临床表现如何,又该怎样治疗呢?下面将对这些问题逐一进行解答。

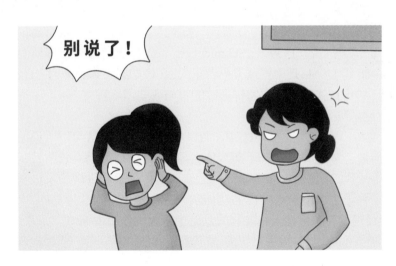

二、边缘型人格障碍相关知识

(一) 什么是人格障碍

人格或称个性,也就是我们常说的"性格",是一个人固定的行为模式及在日常活动中处事待人的习惯方式。俗话说"江山易改,秉性难移",既然是本性,那便是一种相对稳定不变的特征。而人格障碍则是指明显偏离正常且根深蒂固的行为方式,具有适应不良的性质,其人格在内容上、质上或整个人格方面异常。人格的异常影响了他们的情感和意志活动,尤其在待人接物方面给人以与众不同的特异感觉。由于这个原因,患者可能遭受到痛苦和/或使他人遭受到痛苦,从而给个人或社会带来不良影响。人格障碍的分类有很多种,包括偏执型人格障碍、反社会型人格障碍、表演型人格障碍、边缘型人格障碍等。

（二）什么是边缘性人格障碍,患病率高不高

边缘性人格障碍患者的特点为极不稳定、易冲动,其人际关系、态度、情感常不可预料地突然发生改变,是人格障碍中患病率最高、最常见的一种类型,在普通人群中的患病率为 0.5%~5.9%。中国大陆大学生人群的患病率为 0.96%,在门诊患者中的患病率约为 10%,住院患者中的患病率为 15%~20%,男女比率相差不大。一项瑞典的研究显示,边缘型人格障碍在缓刑犯与假释犯中的发生率为 19.8%。由此可见,边缘性人格障碍的患病率还是很高的,但因为患者存在较高的症状表现差异及高的共病率造成了临床识别率较低及误诊率较高。

（三）边缘性人格障碍的"边缘"是什么意思,其名称是怎么得来的

"边缘"的概念首先由 kraepelin 提出,他注意到精神分裂症的不典型和边缘类型,他认为边缘介于正常人和疯癫的各种离奇表现之间。1928 年,Reich 强调,性格障碍,尤其是有冲动性格的人,都是边缘患者。1949 年,Hoch 和 Polatin 用"假性神经症性精神分裂症"来描述一组患者,后 Schmideberg 把他们命名为"边缘"者。1959 年,Schmideberg 首先提出边缘障碍实质上是性格障碍。1980 年 DSM-Ⅲ 中把这类患者正式冠以"边缘性人格障碍"的名称。

（四）边缘性人格障碍是怎样形成的? 与哪些因素有关

1. 生物学因素

(1)遗传因素:"龙生龙,凤生凤,老鼠生来会打洞。"这句俗语说的就是生物的遗传性。父母与子女及子女个体之间性状存在相似性,表明性状可以从父代传给子代,这种现象称为遗传。已确认遗传因素与人格的发展和形成密切相关。关于边缘型人格障碍的遗传学研究提示该病遗传度高达 0.69,也就是说,遗传因素在边缘性人格障碍的发生中所起的作用占 69%。

(2)神经生化因素:边缘系统的 γ- 氨基丁酸能、谷氨酸能、胆碱能环路的过度反应可能介导情绪的不稳定,这种反应过度,导致对环境情绪刺激反应和敏感性增加,情绪不稳定型人格障碍可能与之相关。

(3)病理生理因素:边缘型人格障碍患者脑部影像学研究结果提示患者海马和杏仁核容积较正常人减低,或者仅杏仁核容积减低。

2. 心理社会环境因素

(1)童年期经历:阿德勒说:"幸运的人,一生都在被童年治愈,不幸的人,一生都在治愈童年"。童年生活经历对个体人格的形成具有重要作用,幼儿心理

发育过程中的重大精神刺激或生活挫折对幼儿人格的发育存在不利影响。很多患有边缘型人格障碍的人被发现他生活在内心世界平静而外部疯狂的状态下,童年经历过被虐待或严重的创伤性事件,被忽略或者强行离开照料或者爱护自己的亲人。从而,对于世界缺少安全感,常常处于真实或想象的被抛弃恐惧中。他们常使用"分裂"的防御机制,把物体要么分为"全是好的",要么"全是坏的",结果就不能将自己或他人的积极与消极方面综合为一个整体。不能理解自己和他人的矛盾性成分,导致他们很难调节情绪,时而认为这个世界"完美无缺",时而"糟糕至极",导致患者的认知在这两个极端间震荡,形成一种极其不稳定的人格。

(2)教养方式:教养方式不当也是人格发育障碍的重要因素。父母教育态度的不一致,父母忽视孩子的情感需求,在孩子发出需求信号,比如渴望安抚、交流、回馈的时候,父母冷漠对待甚至斥责,父母反复无常,好恶、奖罚没有定规和原则,使小孩生活在矛盾的牵制之中,无所适从,不能发展明确的自我同一性感觉,导致成年后自我概念紊乱,可能也容易形成边缘型人格障碍。另外,父母本身情绪极不稳定或者酗酒、吸毒、淫乱等都会对儿童起到了不良的"示范"作用。

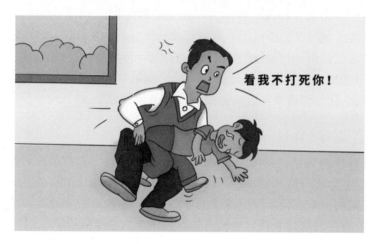

(五)边缘性人格障碍有哪些症状特点

边缘型人格障碍的主要特点可以归纳为八个字——极不稳定、极易冲动,这种不稳定体现在情绪、人际关系、行为等诸多方面。

1. 极不稳定的情绪 患者能在上一刻还面红耳赤好争论,而在下一刻沉默不语变抑郁。患者常常处于真实或想象的被抛弃的恐惧和害怕中,他们对可能的被抛弃十分敏感。患者在情绪控制、焦虑和挫折的承受力方面能力较差,这使他们常处于一种弥散性的焦虑状态中。对诸如"我是谁?""我是怎么样的人?""我要到哪里去?"这样的问题缺乏思考和答案,并经常因此而产生挫败感和空虚感。

2. 极不稳定的人际关系　患者往往人际关系强烈而时好时坏,常常在极端亲密与极端对立之间剧烈变动,要好时认为朋友好到极致,可以为朋友两肋插刀,不好时认为朋友一无是处,经常会断绝来往。因此,患者可能很少有从小玩到大的朋友。他们害怕被抛弃,不能忍受孤独,疯狂地寻找伴侣,这种强烈及不稳定的人际关系,可能会导致连续的情感危机,并可能伴有一连串的自杀威胁或自伤行为。

3. 冲动鲁莽的行为及自杀行为　患者为缓解焦虑和空虚的情感,常做一些冲动性的行为,例如酗酒、疯狂购物、物质滥用、性滥交、用自伤等控制他人等,甚至诱发暴力或"行为爆炸"。75% 以上的患者会出现反复的自杀意念,自杀成功率高达 10%,几乎为普通人群自杀率的 50 倍。

4. 短暂的精神病性症状　边缘性人格障碍患者有时还会出现短暂的应激性的精神病性症状。所谓精神病性症状,顾名思义,就是类似于精神病的症状,临床上主要表现为幻觉和妄想。凭空听到一些声音,或看到一些奇怪的景象或事物,胡言乱语;说一些不着边际、莫名其妙的话;或者出现个体认同出现偏离所致的人格解体和现实解体的非真实感等症状,比如认为感觉自己或物体是不真实的、梦幻的、模糊的。这种精神病性症状的发作,程度一般比较轻,持续时间也比较短,很容易被忽略,发生的原因可能是对应激情景的一种急性反应,或系酒精或药物滥用或过量的结果。如果对这些短暂的精神病症状的认识不足,往往易将边缘型人格障碍误诊为精神分裂症、躁狂症或应激性精神障碍等。

(六) 边缘性人格障碍如何治疗

人格障碍患者是自我协调的,一般不会主动就医。往往是在环境和社会适应遇到困难,出现情绪、睡眠等方面的症状时才会寻求治疗。因为边缘性人格障碍较高的自杀威胁及行为,相较于其他人格障碍,有更多的就诊率。

药物治疗:目前尚无特异性的药物可以用于人格障碍的治疗,但由于边缘性人格障碍患者情绪色彩丰富,因此调整情绪的药物是治疗的主流。比如目前常用的非典型抗精神病药物对患者的冲动行为、拒绝过度敏感等症状可能有较好的效果。各种抗抑郁药对改善患者焦虑、抑郁、强迫冲动等有良好效果。情绪稳定剂对情绪不稳定、易激惹等有积极意义。

心理治疗:心理治疗一方面可以建立真诚、共情、积极关注的治疗关系,帮助患者重建心理社会环境。另一方面,可帮助其认识人格问题的根源和影响,鼓励改变适应不良的认知和行为模式,促进人格重建,提高社会适应能力。常用的心理治疗方法有认知行为治疗、精神分析、家庭治疗、夫妻治疗、团体治疗、支持治疗等,尤其近年来发展起来的辩证行为治疗是近期发展起来的一种主要针对边缘性人格障碍的治疗方法。

总之,边缘性人格障碍的治疗是一项长期而艰巨的工作,是精神科临床治疗的难题。主要治疗原则是通过心理治疗和药物治疗促进人格重建,使其逐渐适应社会。

（七）除了在专业治疗机构接受治疗外,边缘性人格障碍患者如何自助

1. 平息情绪风暴,掌握平静小技巧。如果你是边缘性人格障碍患者,可能你已经花了很多时间来与你的冲动情绪做斗争,但有时可能你仍然感到力不从心。这时候,可能你要尝试通过疏导来接受这些情绪,而停止与情绪冲突打架,不再与这些情绪对抗,有时越对抗情况可能越糟糕。

（1）坐下来尝试简单地体验你的感受,不要在回忆里挣扎,也不要迷茫于未来,专注于现在。可以尝试正念、瑜伽、静坐、冥想等方式,在你的身体得到放松时,心理也会慢慢舒缓下来。有证据表明,正念疗法在处理边缘性人格障碍情绪方面是很有帮助的,甚至可以从内心深处培养对你情绪的敬意。

（2）多方位刺激你的感官,这是自我安抚的最快捷,最简单的方法之一。

1）听觉:尝试听一些舒缓的音乐,有条件的话可以聆听大自然的声音,如风、鸟、海洋。

2）嗅觉:尝试芳香疗法,喷洒最喜欢的香水,闻一闻花香或者喜欢的食物的味道。一些强烈的气味反应有时能收获到意想不到的效果。

3）味觉:尝试吸吮薄荷或糖果,喝一杯热茶或咖啡,甚至可以尝试吃一些浓烈味道的东西,如盐和醋。

4）触觉:尝试触摸冷或热水（但不要太烫）,在手上拿一块冰或者尽可能抓住一个冰冷的东西（如家具的边缘）。还可以尝试去泡澡或淋浴,紧紧抱住家人或拥抱宠物。

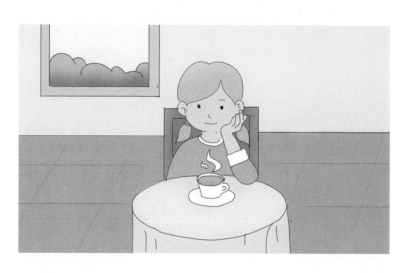

（3）掌握化解情绪的小技巧，尝试以下九大招化解不良情绪："回避法"之"眼不见心不烦"；调整认知——"焦点转移法"之"横看成岭侧成峰"；"倾诉宣泄法"之"大雨过后有晴空"；"自我激励法"之"知足常乐"；"低调法"之"没有花香，没有树高，我是一棵无人知道的小草"；"升华法"之"失败乃成功之母"；"语言暗示法"之"冲动是魔鬼"；"创造欢乐法"之"笑一笑，十年少"；"求助他人法"之"一个好汉三个帮"等。

2. 控制冲动风暴，学会容忍痛苦。第一条的平静技巧可以帮助你放松身心，但是当你冲动、甚至绝望，意识到可能做危险的事情时，该怎么做？

（1）从失控中找回自己：要清醒地认识到这些冲动行为虽然暂时能得到快感，但可能要付出惨痛的代价，造成不可挽回的损失。要逐渐训练自己忍受痛苦的能力，控制自己的行为，改变自己既往可能的破坏性模式。

（2）在电话簿中，设置紧急联系人：在紧急情况下，一定要记得及时求助，求助对象可以是你的家人、朋友，也可以是警务人员及医务人员。

3. 学会与人相处，提高人际关系技巧。在既往的人生经历中，可能你经常倾向于误解别人的想法和感受，误会别人怎么看待你，忽视他们对你的包容，并且因为这些误解而错失过朋友、恋人、或同事。首先，在再次出现这些问题的时候，要尽量先保持克制，与朋友耐心沟通，不是因为你不在乎，而是因为你可能对于人际关系的认识有盲点和误区，你应该在朋友的帮助下，逐渐采取措施来改善人际关系和社交技能。有条件的话，可以尝试参加一些人际关系和社交技能训练班。

（袁 宁）

第三节　表演型人格障碍

一、案例

活泼的晓某 18 岁，因小事与母亲发生了激烈的争吵，歇斯底里地哭叫，并出现双手不自主抽动而被家人送到某省级三甲医疗机构就诊。

原来，晓某是家里的独生女，父母在镇上经营着一家小公司，终日忙于生意应酬，无暇顾及晓某，半岁断奶后晓某由爷爷奶奶在农村带大，父母只在节假日回农村看她。小时候的晓某乖巧懂事，聪明伶俐，只要有晓某在的地方，基本上大家都"众星捧月"般地呵护她，更是爷爷奶奶的"掌上明珠"，走到哪个地方她就是那儿的关注焦点。6 岁上小学后父母将其接到镇上读书，父母仍忙于生意与应酬，由爷爷奶奶照顾晓某的日常生活。晓某能说会道，又是班上的文娱委员,每次学校的各类晚会都可以看到晓某活跃的身影,每次晓某都表演地活灵活现,逗得师生哈哈大笑。她是同学们的"开心果",人越多表演得越起劲。且晓某自认为与同学相处得很好,带各种好吃的到学校与同学分享,与同学在一起时晓某常常高谈阔论,讲起来眉飞色舞,绘声绘色,几个女同学也以晓某为中心一起玩,有些同学讲其是"人来疯"。晓某人前活波开朗,回家后也希望父母能完全的关注她,经常用装病,哭闹等方式将在外工作的父母骗回家,要求父母都陪着她。

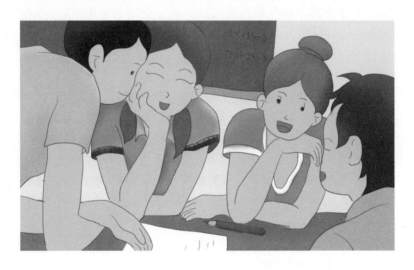

进入初中后学业压力开始增加,晓某装病频率增加。初二时晓某要求在学校附近租房子住而父母不同意,为此偷偷在外面买了小刀、络合碘、酒精棉签等,回家后把小刀在酒精里浸泡了半小时,又把自己的手腕用络合碘反复消毒(怕得破伤风),估计父母快要回家了,在客厅里割腕,因怕痛又担心留下疤痕或残疾,不敢割得太深,在手臂上划出无数条伤痕,看上去鲜血淋漓,十分恐怖。因割伤怕疼,以后每当有冲突时,晓某便装做一副伤心难过的样子,把自己当成"林黛玉",唉声叹气,没精打采,或者哭泣、吵闹,严重时发脾气,砸东西,歇斯底里地哭叫,一副受了天大委屈的样子。经过多次吵闹后,父母逐渐心灰意冷,对晓某的行为不予理睬。高二时晓某开始装精神病,一次在老师强烈要求晓某去晚自习时出现了精神异常,又哭又笑,自言自语,一会儿讲"不能去上晚自习,否则会有生命危险""再要我去我就去死,让你们后悔一辈子",与空气对骂(装幻听)。家人把她送到当地精神病院,在封闭病房与真正的精神病患者关了一晚上后,晓某向医师坦白自己是装病。医师给予其心理疏导后,让晓某回家了。被关后晓某回家消停了一段时间,直到新冠疫情暴发,晓某再次发作。

与医师交谈时,晓某时而眉飞色舞,时而哭泣叫喊,想尽办法吸引医师的注意,承认自己每次装病都是有目的有计划,是为了获得父母的关注或达到自己的目的,想到大家都被她的演技所欺骗,她的快感就得到了极大的满足。医师分析晓某是患了表演型人格障碍。

二、表演型人格障碍相关知识

(一) 什么是表演型人格障碍

表演型人格障碍也叫癔症型人格障碍或寻求注意型人格障碍,是人格偏离正常状态的一种行为方式,患者具有强烈的个人表现欲与自我意识,人格过分情绪化,常过分参加社交活动,好表现自己,外表及行为表现出不恰当的挑逗性,行为夸张、做作,渴望别人关注。

(二) 表演型人格障碍离我们有多近? 危害有多大

表演型人格障碍起病于童年或青少年期,以女性较多见,大概每百人中有1~2 个患者。由于表演型人格障碍常常以自杀姿态或自杀威胁以获得关注及强求更好的照顾,因此有 8%~10% 的患者会自杀成功。人格障碍一旦确诊,一般会伴随终生存在,导致患者十分痛苦或引起功能损害,随着时间的推移会逐渐变得稳定。表演型人格障碍常与躯体症状障碍、功能性神经症状障碍和重性抑郁障碍的高患病率有关,也与边缘型、自恋型、反社会型和依赖型人格障碍同时存在。

(三) 表演型人格障碍的成因是什么

表演型人格障碍的形成是多方面和复合的,是生物 - 心理 - 社会等因素综合作用的结果。是在大脑先天发育缺陷的基础上,遭受不良的心理 - 社会 - 文化 - 环境等因素的综合影响而形成的。

1. 遗传及生物因素　表演型人格障碍与遗传有关,家谱研究发现,表演型人格障碍患者的亲属中人格异常的发生率与血缘关系成正比,血缘关系越近,发生率越高。且同卵双生子比异卵双生子的发生率更高。表演型人格障碍的特征揭示其有生物学基础。其兴奋好动、强烈的情绪性和植物神经易兴奋与下丘脑前后部及网状上行激活系统的低兴奋阈相关。这类患者去甲肾上腺素功能亢进,代谢水平升高。

2. 童年期的人格发展受阻　弗洛伊德的精神分析理论认为,童年期"性器期"(3~5 岁)发展滞留,不能解决"俄狄浦斯冲突或恋父冲突",会产生"性器官人格"。男性表现为男性气概和能力:粗鲁、自夸、竞争、追求成功;女性表现为天真、展现自己的魅力、调情以吸引男性等,进而形成表演型人格。

3. 父母养育方式　父母是婴幼儿接触和认识社会的桥梁,父母在抚养子女成长的过程中,不仅提供了生理和物质的需要,还提供了心理的营养。父母在养育子女过程中表现出的人格潜移默化地影响着孩子人格的形成。成长在对孩子缺乏关爱与期望、对孩子较多控制、性滥交家庭背景的孩子更易发展成表演型人格障碍。

4. 同伴的影响　　同伴是儿童学习和模仿的榜样,也是儿童行为的强化之源。当同伴富于夸张、做作、爱表演并且获得周围认可时,儿童容易模仿学习。

5. 学校和老师的影响　　老师对儿童做作、好表现的行为的赞赏或批评,起强化或塑造儿童行为特征的作用。尤其有表演性天赋的孩子,老师的肯定起强化的作用,因此这类孩子的老师的引导起着关键作用,一方面要肯定孩子的天赋,同时要引导孩子克服自我中心、做作、情绪化的表现。

6. 社会文化和社会阶层的因素　　社会文化影响父母的思想和行为,父母的思想和行为又影响他们对待子女的态度。父母追求成功、好表现,"望子成龙,望女成凤",子女则想办法吸引父母注意,易出现肤浅、情绪化、做作的表现。

7. 生活事件和大众传媒的影响　　长期缺乏母亲照顾、家庭经常吵闹等会对孩子一生性格产生深远的不良影响,孩子易出现表演型性格。电影、电视、广播及自媒体等大众传媒对表演及影视明星的过度追捧,孩子对明星的崇拜、模仿,也易使孩子出现表演型人格。

8. 习得的操纵性行为　　操纵性行为在任何年龄都可能学习到。在表演型人格障碍的患者中,这种习得性的操纵行为可以追溯到童年的同学或兄弟姐妹竞争,以后操纵性行为可能会变得根深蒂固。即使竞争已经不存在了,他们却仍习惯于这种寻求关注的操纵性行为,即这些孩子已经学会了用热情、聪明、有魅力和有吸引力的行为来获得父母的宠爱,并且会将这些行为转变成为一种习惯性的无意识的行为模式。也就是他们已经学会用自己的热情换取别人的认可。做作、夸张的行为、"传奇的"经历、华丽的服饰、丰富的表情等使他们显得非常迷人,并且这些言行是为了吸引他人的注意力。

上述因素并不是孤立的,而是相互联系、相互影响、共同作用的,特别是遗传因素与家庭教育、社会环境之间的相互作用,持续影响该人格的发展。

(四) 表演型人格障碍的一般表现

表演型人格障碍患者常见的表现如下:

1. 高度的自我中心　　他们强占了"聚会"等所有场合的主角,当自己不能成为大家注意的焦点的时候,往往会感到很不舒服。喜欢别人注意和夸奖自己,当他人投其所好和取悦符合自己的心意时会表现出欣喜若狂,否则会毫不留情、不遗余力攻击他人。

2. 爱引人注意 他们情绪带有表演戏剧化色彩,会表现自己且有较好的艺术表演才能,能说会唱,演技逼真,感染力强。甚至是伟大的模仿者、表演家。会表现出活泼、夸张和过分做作的行为,甚至亢奋、装腔作势,以吸人眼球,呈现"戏精"表现。

3. 暗示性和幻想性强 这类人具有很强的自我暗示性及较强的被他人暗示性。她们易把想象当成现实,富于幻想,当缺乏足够的现实刺激时便利用幻想激发内心的情绪体验。

4. 为达到目的可采取玩弄别人的手段 常采取多种花招使人就范,如说谎欺骗、任性、强求、讨好、献殷勤、谄媚,甚至使用威胁性或操纵性的自杀威胁。他们的人际关系肤浅,表面上温暖、聪明、令人心动,实际上完全不顾他人的需要和利益。

5. 感情用事 这类人情感丰富而热情,但稳定性不佳,情绪炽热但肤浅,因此情感变化无常,甚至激情爆发。对于细微的刺激,也可出现激烈的情绪反应,大惊小怪,装腔作势,缺乏稳定的心情,情感活动往往都是即时性的。常常给人一种没有真情实感和装腔作势、肤浅,甚至无病呻吟的印象。

6. 自认为自己和别人的关系比实际上的关系更加亲密 他们会把自己每个认识的人都描述为"我亲爱的朋友,我亲爱的……"而实际的相处中,他们与这些人的关系并没有那么好。晓某自认为与同学关系非常好,但同学却对她的浮夸、大惊小怪等行为颇有微词。

(五) 是否有表演型行为的人就是表演型人格障碍

虽然很多人的行为(如做作浮夸、装腔作势、模仿影视明星等)都符合表演型人格障碍的行为模式,但只有当这些症状持续存在、无法改变,且严重影响生活时,才能诊断表演型人格障碍。

(六) 如何自测是否有表演型人格障碍

请自测一下,从你懂事起,你一直具备下述 5 种或 5 种以上的特征将被诊断为表演型人格障碍的可能:

1. 如果不是被注意的中心将感到不适。

2. 情绪变化迅速而剧烈。

3. 与他人交往过程中经常表现出性引诱以及夸张的行为特点。

4. 对于自身外表持续不断地关注。

5. 说话方式给人印象深刻但内容空洞。

6. 展现出戏剧化、夸张的情绪表达。

7. 容易受暗示性。

8. 自认为与他人关系的亲密程度高于实际情况。

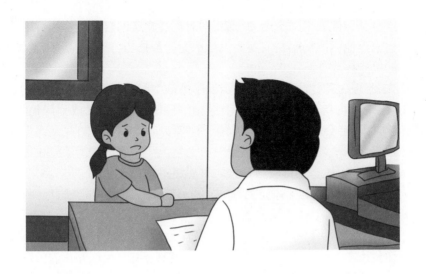

三、治疗与预防

(一)表演型人格障碍如何治疗

表演型人格障碍是一种治疗难度大、比较棘手的心理障碍。即使在心理学比较发达的欧美,临床治疗效果也很不理想。由于其呈现出高自杀率,在国外经常采用住院治疗。其治疗包括心理治疗、药物治疗和物理治疗等。

1. 治疗原则

(1)帮助患者意识到自我认可的重要性,增强患者的自我价值,让患者学会自我认可。

(2)奖励或强化患者的非表演性行为,惩罚或忽略患者的表演性行为。

2. 常用的心理治疗方法 包括个体心理动力学治疗、辩证行为治疗与认知行为治疗、弹穴位情绪释放法、危机干预技术等。

(1)个体心理动力学心理治疗:包括精神分析在内的个体心理动力学心理治疗是治疗表演型人格障碍的基石。这种治疗直接让患者逐渐意识到:①他们的低自我价值是如何不恰当地维系在他们盲目获取注意的能力上,并因此浪费了发展其他有效技能的机会;②他们的过度情绪化和肤浅的人际关系和是如何反映他们潜意识对真正定型的关系的恐惧的。治疗不是通过重建童年的经历,而是通过分析"当下、此时此刻""患者和医师"的关系让患者上述意识增强。治疗师应该注意到治疗中患者的移情,关注到患者的理想化和色情诱惑是试探的可能,并且治疗师应该要意识到反移情的满足。

(2)认知行为疗法与辩证行为治疗:辩证行为治疗与认知行为治疗是临床上应用最多的心理治疗。治疗集中在改善患者的认知模式、学会平衡并改变生活中给自己和他人带来麻烦的行为,同时接受真实的自己,教会其在人际交往上如何表达他们的渴望与需要。包括承受痛苦技巧、正念技巧、情绪调节技巧及人际效能技巧等。

首先,心理医师让晓某认识到,当处于烦恼中时,她的第一反应是发怒、指责或沮丧,无论责备谁,她的烦恼依然存在,不停地责备自己或抱怨他人就像在室内戴太阳镜,会错过一些细节而看不清现实。因此,改变首先从态度开始,需要一种叫"全盘接受"的东西,这是一种看待人生的新方法。不要去评判、自责或指责,不再用愤怒或责备与过去之事纠缠不休。比如:不再抱怨父母过去陪伴太少,告诉自己:"我不能改变过去,我只能抓住眼前。"正视自己和现实,然后客观的看待它,把将注意力集中在自己当下能做的事情上。

然后,摆脱自毁行为。人在自伤时,身体分泌的止痛内啡肽在体内奔腾的感觉或许会让你产生愉悦感,因此,有些人沉醉在其中。但这类行为极端危险,可能造成永久性的伤害或死亡,建议晓某尝试用一些无害行为代替。例如:用红色粗头笔在你身上具体标出你想切割的部位代替刀割;用红指甲油营造出流血的感觉;用黑笔划伤伤口缝线;想自伤的时候弹系在手腕上的橡胶带;用别针扎玩偶代替自伤;想父母的时候给他们写信,然后把信保存下来以后再看等等。

其次,把自己转向快乐的活动。锻炼能使身体分泌止痛内啡肽让你感到愉悦。如想发脾气时深呼吸、走出家门溜几圈再回来、慢跑、打球、游泳、骑自行车、看一个笑话、一边听音乐一边去公园散步等,让自己精神得到舒缓。

然后,建议晓某将注意力投注到别人身上。无聊时为他人做点事,帮爷爷奶奶买菜,带他们去看病,让自己充实起来。静下来的时候,尽量记住过去一些愉快的、有趣的、美好的事,或者保留一份自己最喜欢的祈祷文或诗句。当难过的时候,拿出来读一读,想象这些字句正抚慰着自己,可使自己心旷神怡。

同时,学习"正念",意识到当前自己的思想、情绪、生理知觉和行为的能力,不评判指责自己和自己的体验,每天正念呼吸或冥想 5~10 分钟。

(3) 弹穴位情绪释放法:弹穴位情绪释放法是一种有效稳定情绪的方法。医师教晓某用弹穴位情绪释放法处理自己的愤怒、委屈、抑郁焦虑等情绪。弹穴位情绪释放法是基于现代心理学和中国传统经络理论的心理和情绪调节方法。包括两部分:"建立接受和爱自己的理念"和"打通经络疏通气血"。通过依次弹打身体上的十个穴位(后溪、内关、攒竹、太阳、承泣、人中、承浆、神藏、大包、百会),疏通经络气血而提高自信、提升自我价值感、减少表演行为。

(4) 危机干预:当表演型人格障碍出现严重自杀企图或行为时,需要危机干预治疗。

3. 药物治疗 尽管药物不能改善人格结构,但能改善某些症状。焦虑明显者可选用苯二氮䓬类抗焦虑药或五羟色胺再摄取抑制剂改善焦虑,伴有脑电图改变的人格障碍可予抗癫痫药(如丙戊酸盐)稳定情绪,情绪稳定剂(如碳酸锂、丙戊酸盐、拉莫三嗪)对有冲动或攻击行为者有效。

4. 物理治疗　物理治疗包括重复经颅磁刺激、光照治疗等,对缓解表演型人格障碍伴发的失眠、情绪问题有一定效果。

(二) 表演型人格障碍的预防原则是什么

表演型人格障碍的预防原则如下:

1. 不给孩子树立表演性行为榜样,忽略孩子的表演性行为;

2. 根据文化或社会价值标准奖励孩子;

3. 增强孩子的自我价值感,提升孩子适度的自我认可。

(三) 表演型人格障碍的预后如何

预后不佳,表演型人格障碍与其他类型的人格障碍一样被定义为持久终身状态,故可预料其难以发生明显变化。其治疗是一个长期痛苦的过程,需要患者有足够改变这种障碍的动机,治疗师有充分的耐心及长期的心理过程,因此需要来访者与治疗师密切配合。目前几乎没有关于其预后的可靠数据。

(李新纯)

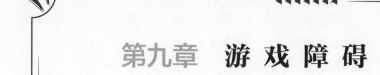

第九章　游戏障碍

第一节　案　　例

望着电脑前疯狂打游戏的小雷,妈妈不禁叹了一口气。新冠肺炎疫情期间,一家人在家居家隔离,原本想好好享受下春节亲人团聚的天伦之乐,没想到演变为了一家人为游戏争吵打架的闹剧。

这三个月小雷不分昼夜地鏖战在游戏世界里,每日上网玩游戏的时间都在 12 个小时以上。这不熬夜成了常态,在打了通宵游戏后,小雷要第二天中午才能起床。吃饭也是不规律的,由于时间紧张,小雷经常一天就吃一顿饭。更要命的是,经常不洗脸不刷牙,半个月才在父母亲的念叨下胡乱冲下澡。

之后学校开始上网课,一家人总算看到了希望,心想着有老师管着孩子,玩游戏多少会少些。没想到,小雷基本不去上网课,在父母亲的督促下不情愿打开了手机网课的界面,但用平板接着玩游戏,忙得不亦乐乎。如果父母亲看不下去,强行抢走平板,则会引发一场家庭冲突,家里顿时鸡飞狗跳,一片狼藉。

说起玩游戏,那得从小学五年级开始讲起。那时 10 岁的小雷就对网络游戏非常着迷。"不断有新任务出现,是不会玩腻的。"小雷说。网络游戏本身的诱惑是难以抗拒的,有的游戏同时在线的人数可以高达几十万,在这里我们彼此都不认识,但我们彼此仿佛又都很熟悉。在游戏中每次历经艰辛打死妖魔而获得的成功和升级让小雷感获得了力量感和成就感。

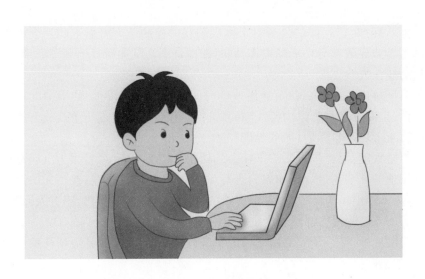

对于一个男孩子而言,网络游戏这个虚拟场更是满足了他所有的幻想。他机智灵活、英俊潇洒,总能得到最先进的武器和设备,很多"BOSS"都在最后一秒被他秒杀,身边总有很多"小弟"跟随。他变得能言善辩,伶牙俐齿,走在哪里都备受爱慕,还有很多"美女"争先恐后地向他献殷勤,表示要"嫁"给他。

随着年龄的增长,小雷对网络的沉迷愈加严重。父母亲对于孩子沉迷于网络,更是急上心头,但又束手无策。正当父母痛苦挣扎时,朋友介绍了一名心理医生给小雷的父母。尽管小雷非常抗拒心理治疗,但小雷父母亲还是坚持让小雷接受每周一次的心理治疗。他们心想着,总有一天功夫不负有心人,孩子总会开窍的,会接受父母亲的良苦用心的。时间过了1年,孩子对心理治疗不再抗拒,能坚持配合父母亲进行治疗。然而,心理治疗归心理治疗,网络游戏的痴迷还是一点没有减轻,反而越发严重。曾经有一次患者逃学在网吧连续鏖战了48小时才回家。

第二节　游戏障碍相关知识

一、游戏成瘾的四大诊断标准

2019年5月25日,第72届世界卫生大会审议通过《国际疾病分类第十一次修订本(ICD-11)》,将"游戏障碍"定为疾病。这意味着,游戏成瘾将正式成为一种疾病。

判断一个人是否真的患上了"游戏障碍",有四条标准。

症状标准:首先评估是否对个体玩游戏的控制能力有所下降。会不会因为沉迷游戏导致社会功能的损害,同时即便是因为沉迷游戏出现了后果,游戏的行为还在继续。

时间标准:一般来说,沉迷游戏的时间是持续一年以上,如果情况特别严重的话,也有 6 个月确诊为游戏障碍的,但是仅仅一天熬夜玩游戏或者放假后一周疯玩游戏并非算是"游戏障碍"。

严重程度:已经严重影响了社会的功能及社交功能,患者因为沉迷游戏不能继续他的社会角色。比如因为玩游戏,学生无法继续学业、教师无法继续上课、工人不能出工干活,这些都是严重的社会功能损害。当然,还有人际关系、婚姻等的方面的损害都属于严重程度的具体体现。

排除标准:这一条需要由专科医生进行判断,需要排除其他精神疾病导致的游戏行为。

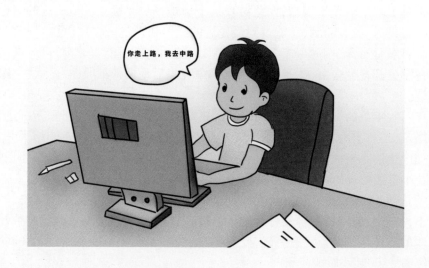

二、游戏障碍者的六大个性特点

人的发展是一个持续的、累积的过程,其所有的人生经历都会对他的人格形成、心理品质产生极大的影响。研究表明游戏成瘾者都具备如下几个个体特点:

(一)幻想及寻求即刻满足

游戏成瘾者富于幻想,追求新奇,期望自己与众不同,追求即刻满足,缺乏忍耐性。因此他们往往觉得生活没劲,缺少变化。他们尝试各种经历,希望体验想象中的生活,在所在网络中变成精灵、法师,流连超越生活的游戏模式。

（二）抑郁悲观及单一评价

游戏成瘾者多具有内向气质，对他人的情绪过度敏感，看待事物悲观消极、低自尊、自我评价低且单一。在1 000例样本中，94.6%的网络成瘾者具有内向、敏感、自卑的个性特质。一旦成绩下降，就觉得无法把握自己，产生无助感。

（三）强迫与焦虑

游戏成瘾者经常表现出强迫意念和行为，刻板，追求完美，遇事容易焦虑。他们往往念念不忘网上的游戏和活动，不断重复明知没有意义的沉迷活动，追求网络最高境界。

（四）认知及行为扭曲

游戏成瘾者存在着严重的认知歪曲，通常有灾难化、绝对化、以偏盖全等思维习惯。逆反心重，行为极端。他们通常固执己见，正如他们所说："今天等于永远，被网瘾困扰，就没有希望了，干脆破罐子破摔。"

（五）依赖与独立两极化

游戏成瘾者在心理和行为上有时过度依赖，有时我行我素，常常陷入两个极端，并对自己的行为后果缺乏预见性。他们的情绪风格具有场依存型特点，对网络生活的不弃不舍使的依赖性获得空前的膨胀。

（六）自我觉察及自控力弱

游戏成瘾者缺乏自己情绪和行为的自我察觉，情绪表达方式单一，情绪落差大，情绪及行为调控能力弱。由于他们缺乏对情绪和行为的自我调控能力，往往会因为一件小事，大动干戈，造成人际关系紧张。

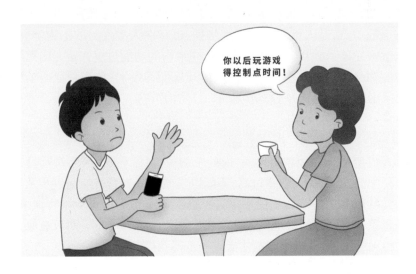

三、游戏成瘾的五大干预误区

面对游戏成瘾这一新生事物,人们众说纷纭,存在着种种误区。这些曲解和偏差,对于游戏成瘾的干预产生了误导,带来了种种困难。

误区一:认为游戏成瘾是单纯的思想问题,运用单一的说教。

部分家长没有意识到游戏成瘾是一种身心疾病,而认为游戏成瘾是思想品德问题,只需单一的思想教育即可。有的家长只靠大骂、限制活动来实施干预,特别是当青少年没有充分意识到其危害的时候,这反而导致家庭冲突更为严重,促使青少年更加依赖游戏虚拟世界。

游戏成瘾更多地牵涉到潜意识中的情形压抑和神经系统的变化。故澄清这一错误的认识,除了关注外显行为外,需要更多地深入到心理结构,采取针对性的方式实施良性的互动。在家庭中,家长应多与孩子沟通,留心孩子的情绪变化以及学习情况,并对孩子的上网时间和上网内容有所控制。从容面对,理性思考。

误区二:认为游戏成瘾是单一的心理症状,拒绝医学干预。

有人认为游戏成瘾只是习惯问题或单一心理症状,不是疾病。从理论上讲,游戏成瘾作为一种身心障碍,必然有其病理机制,不单纯是一个心理问题,同时伴有许多躯体症状和精神症状,包含有一组身心症候群。

游戏成瘾不只是表现一种心理症状,其形成原因非常复杂。既有社会大环境的因素,也有学校、家庭方面的原因,更有青少年本人的因素在内。既有素质方面的弱点,是人性弱点的过度张扬,也存在人类大脑的生物学基础,医学影像学研究显示游戏成瘾者大脑中某些结构的功能过度兴奋。山东省精神卫生中心和北京军区总医院成功戒除游戏成瘾的事实,也充分证明了游戏成瘾需要采用以医学干预为主要措施的综合防治策略。

误区三:认为游戏成瘾的治疗应该立竿见影,缺乏耐心。

游戏成瘾作为一种新的疾病,尚处于初探阶段。家长因为对其没有一个完整而科学的认识,往往期望过高,不能以发展的眼光看待点滴进步及可能会出现的症状反复。游戏成瘾的治疗需根据疾病本身症状及个体特征来决定。游戏成瘾患者其潜在的心理问题往往比成瘾行为更为严重。而只有原来的心理问题得到解决,游戏成瘾问题才能进一步得到控制。

游戏成瘾就像"心理感冒"一样,当个体心理免疫力下降时,在一定环境因素下会诱发症状。所以要不断提高游戏成瘾患者本身的"心理免疫力",使其更好地适应环境的变化。

误区四：认为游戏成瘾只是孩子出了问题，无须家长参与。

许多家长认为,游戏成瘾只是孩子的问题,家长不需要参与。其实,青少年游戏成瘾问题的出现,是家庭功能失调的信号。孩子的心理问题,与其家庭因素有着密切的关系。培养家长良好的教养方式,加强与孩子的沟通交流,并对孩子进行积极引导,鼓励其情感表达与宣泄,这些对于青少年游戏成瘾的治疗是至关重要的。

误区五：认为戒除游戏成瘾就是禁止上网，采用极端做法。

游戏成瘾带来的严重后果,使得许多家长"谈网色变"。他们认为,让孩子远离网络是治疗的终极目标。然而,网络已经成为我们生活的重要组成部分,戒除游戏成瘾不在于与网络绝缘,而在于合理使用。

游戏成瘾是有一定标准的,并不是喜欢游戏就是游戏成瘾。家长应对游戏成瘾有正确和科学的了解。既不能对孩子的上网行为过于乐观,认为上网就是在"学知识",也不能将正常的上网活动都视作危险信号,对孩子的个人爱好横加阻挠。当孩子每天上网时间控制在一定范围内时,并不能算是游戏成瘾,家长对此不应该制止,反倒应该鼓励。另一方面,家长要注意与孩子之间正常的沟通技巧,很多孩子之所以沉溺于网络,正是由于在现实生活中无法与周围的人进行有效的沟通导致的。

第三节　游戏障碍如何预防

一、面对游戏过度使用,家长该如何做

随着中国游戏市场的逐年火爆,每年推陈出新的各类电子游戏大量地涌入市场,作为控制力还未发育成熟的13~17岁的青少年而言,的确是最容易受影响的群体。研究也表明,13~17岁年龄段的孩子是网络成瘾的高发人群。

那应对孩子游戏过度,父母该如何进行劝说才能奏效呢? 下面我们来教各位父母操作步骤。

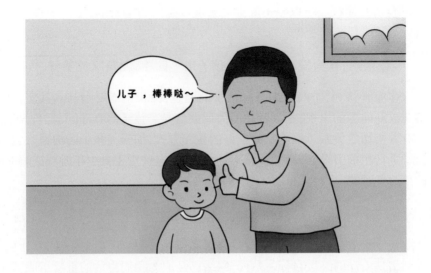

（一）如何说

首先,要真诚地、充分地表扬孩子既往的表现。每个孩子都是渴望被肯定、被表扬的,我们要根据每个孩子的特点对其闪光点进行充分地表扬。比如说"小雷,你是一个有责任心,非常有爱心的孩子。""学校里老师也经常说你学习很努力,也很乐于助人。""回到家里,你也很孝顺长辈,一有时间就帮妈妈做些家务事。""一直以来,妈妈都因你而骄傲,你是一个顶呱呱的男子汉!"等等。只有这样真诚的表扬才让孩子愿意听接下来的谈话。

其次,父母亲需要客观地描述这段时间孩子的变化,最好用数据说话。比如说:"但是,小雷,我们发现你自从上周五开始到本周三,已经连续6天一回到家里就玩平板,每天玩的时间在1个半小时到2个小时的样子,每天都要做作业到11点半以后才能睡觉,这令我们很担心。"在讲述孩子沉迷网络游戏的时候切忌夸大,尤其不是进行人身攻击,不能给孩子贴标签,说"你是一个没有控制力的孩子""你一点责任心也没有,只知道玩"。如果父母这样讲的话,会激起孩子的愤怒,进而对你进行反击,接下来的结果就会变成父母与孩子之间以人身攻击为主要内容的吵架大会。

再次,用温和而坚定的语气提出针对游戏过度使用的处理方式。比如说"按照我们之前的预定,如果游戏的时间超过1个小时连续5天的话,在接下来的一周内是不能再玩平板的!"每个家庭都需要规则,这些规则需要父母、孩子三方共同制定,充分讨论后形成共识,并执行下去。当然这些规则也可以随情况的变化而不断调整,但一定是要三方都认可的。其中父母亲一定要以身作则,尤其在自己违反了规则后要主动承担惩罚。

最后,父母要对孩子在接受惩罚后的负性情绪进行疏导,理解孩子的沮丧心情,鼓励孩子进行积极认知,激励孩子成为更好的自己。任何人在接受惩罚的时候都会心情沮丧,自卑消极,毕竟趋利避害是人性的共同点。所以我们要理解孩子因惩罚而抑郁焦虑的情绪,并引导孩子用积极态度面对困难,实现自我提升。比如说"妈妈理解你现在沮丧的心情,如果换成是我的话也会很难过。但以后要成为一名真正的男子汉是需要敢于面对困难,不断磨炼,忍受痛苦和寂寞的,这样才能成为更好的自己! 在接下来的一周中妈妈和你一起努力,我相信你一定行的!"这时候你要带着温和的笑容,最好可以去抱抱自己的孩子,或者给他竖一个大拇指。

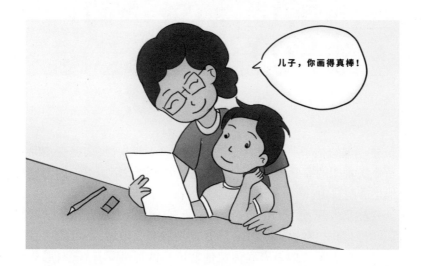

儿子,你画得真棒!

（二）在哪里说

需要提醒各位的是,上述的谈话对环境是有要求的,不要在孩子玩游戏的时候说,因为这时候的孩子注意力在游戏上,没有心思认真思考你的谈话内容,往往效果不佳。你可以在一个相对安静,不容易被打扰的空间,如孩子的书房或卧室,只有父亲或母亲和孩子单独在的时候。孩子的精神状况好,情绪稳定的情况下,谈话效果会更好些。

说的频率?

现实中我们的父母往往由于着急,会忍不住天天唠叨,即使有好的想法也会因为唠叨而使谈话效果大打折扣。所以我们推荐父母一定要有耐心,克制自身的情绪,建议每周两次与孩子做这样的交谈会比较合适。

各位父母你如果在面对孩子过度游戏的时候,能够按照上述步骤,理解孩子并和孩子一起成长,相信你的孩子一定可以远离游戏障碍,拥有幸福的人生!

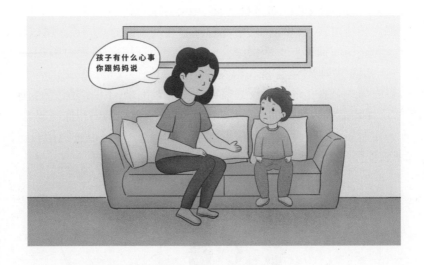

二、游戏成瘾猛如虎,家长如何防患于未然

家长要注意给孩子一个健康的家庭环境。一般来说,从民主、和睦、丰富多彩以及充满希望的家庭中出来的小孩是很少患游戏障碍的。因为这样的环境给了他足够的自由、平等和快乐。

家长要注意发现孩子的优点,不要把所有的注意力放在孩子学习的优劣上。我们知道,在学校的考试中,必然有成功者和失败者,不可能所有的孩子都是前3名或前5名。如果家庭评定他们成功的标准只有一个,那些学业失败的孩子就很难在现实中找到成就感了,那么他们更可能去网络寻找虚幻的成功。作为家长要千方百计让孩子有成就感,包括学业、特长、交友等各个方面,而不是逼他们走向网络世界。

家长要注意引导和监督孩子上网。网络本身不是洪水猛兽,我们没有必要逃避。更何况,在现代社会中,网络无处不在,就算要逃也是无处可逃。所以父母阻止孩子上网既无必要也无可能,正确的做法是正确地引导和科学地监督。家长可以与孩子约法三章,允许他上网,但必须遵守一些规定。比如,限制上网时间、未成年人若无成人陪同不得与网友见面等。家长还应经常检查孩子上网的内容,如发现孩子上一些不健康的网站要及时与孩子进行沟通,对其进行引导。

当发现游戏障碍青少年时,家庭和学校要做的不是批评和打骂,而应积极地寻求专业帮助,如找专业的心理咨询师。情况特别严重的,甚至伴有其他精神症状,如幻想、抑郁等,要及时与医院联系,尽早接受住院治疗。

专家希望所有青春期孩子的父母们,一定要加强与孩子的有效沟通和交流。有效是指要把握孩子的思想状况,注意倾听他们的想法,给他们提供自己的建议,而不是引起他们反感的一再要求和训诫。另外,青春期的孩子自控能力有限,因此家长对他们适当的管束仍然必不可少,尤其是在他们的时间规划和任务执行方面。最后,家长在孩子取得成绩后要多加赞扬,在他们受挫后也要及时给予鼓励,青春期的自信多源于他人的鼓励和肯定。

(周旭辉)

第十章　酒精依赖综合征

第一节　案　例

新冠疫情稳定后,随着复工潮开启,张先生第一时间打包行李,登上了前往省会城市的汽车。他此行的目的就是去某精神专科医院成瘾科接受戒酒治疗,为疫情期间昏天黑地的饮酒日子画上一个句号,并希望从此开启新的生活方式,恢复身体健康。

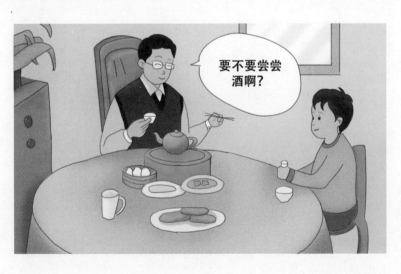

31岁的张先生生长在当地。早在4岁时,有一次长辈用筷子蘸酒逗他,开玩笑说:"男孩子从小锻炼喝酒,以后交际能力强,定能成大事。"于是他便尝试着去饮酒。没想到这一试，从此张先生便与酒结下了不解之缘。当时张先生的父亲在村里开酒厂，家里长辈也都喜欢喝酒，酒量也很大，逢年过节都会聚在一起喝酒。"可能由于遗传的缘故吧，我的酒量也比同龄人大，不容易醉，所以心理就有优越感"张先生说，"我喜欢这种超越别人的感觉，在其他方面我比不赢别人，但喝酒可以给我这种优越感"。

随着年龄的增长，张先生的酒量与日俱增，刚开始每日饮用高度白酒1两，后来增加到半斤、1斤、1斤半，最多的一次他与朋友拼酒时竟喝下了2斤白酒。张先生会喝酒的名声越来越大了。渐渐地开始空腹独饮，不吃任何东西也能饮下2两白酒，最后发展到早晨一起床就要喝上1杯白酒才能正常工作，经常醉酒。酒醉后行为常无法自控，常跌伤，并经常不能回忆醉酒之前的经历。

2016年张先生在一次体检中发现自己患了1型糖尿病，医生警告其一定要戒酒，否则血糖会控制不好。但张先生觉得医生太大惊小怪了，心想："我从小就喝酒，喝点酒有什么关系？"所以一点也没有把医生的话当回事。直到2018年因身体不适在省内一家三甲医院确诊为"糖尿病肾病"后，张先生才开始后悔。从那时开始，张先生就开始接受了必须戒酒的事实。

"酒不是喊戒就可以戒的！喝上去容易戒起来难啊！"张先生告诉我们，"每次我一戒酒就会出现心慌、手抖、出冷汗等诸多不舒服症状，而且情绪非常不好，容易发脾气，坐立不安，心神不定，但只要一喝上酒就舒服了！"。

新冠肺炎疫情期间，对疫情本身的担心加上居家隔离的影响，原来的娱乐项目，如聚会、聚餐、唱歌等社交活动中断，缺乏疏泄负性情绪的渠道，饮酒成为了张先生生活的重中之重。从早喝到晚，每日饮高度白酒在1斤以上，空腹饮酒，独饮，经常醉酒，醉酒后会出现断片现象。逐渐张先生吃不下饭，甚至出现恶心、干呕。睡眠也不好，睡不着，多梦，容易醒。走路也东倒西歪，感觉自己在踩棉花一样，邻居笑话他走路像七八十岁的老人一样。这不，交通恢复正常后，张先生跟家人商量一定要去戒酒。

第二节　不能忽视的饮酒问题

酒精作为世界上使用最为广泛的成瘾性物质，在日常生活、社会经济、文化活动中起重要作用。酒文化作为一种特殊的文化形式，在传统的中国文化中有其独特的地位。在中国，饮酒往往是日常生活的一部分。有些地区，常以酒祭奠天地、神灵或祖先。尤其在节日、婚丧嫁娶或生日聚会等场合，酒更是人际关系的润滑油，起到促进社交的作用。每年的春节作为中国最重要的节日,基本家家户户餐桌上都少不了酒。一家团圆时,走亲访友日,同学朋友聚会间,几乎都是无酒不成宴。

然而今年春节遭遇新冠肺炎疫情,给全国人民带来了巨大的冲击,这是一个重大的应激事件。中国民众对疫情本身的担心加上居家隔离的影响,原来的娱乐项目,如聚会、聚餐、唱歌等社交活动中断,缺乏疏泄负性情绪的渠道,饮酒大大增加,从而增加了酒精滥用或成瘾的风险。此外,已有的酒依赖患者,如果突然非计划停止饮酒,则可能出现震颤、谵妄或癫痫发作等严重的戒断症状,甚至危及生命。

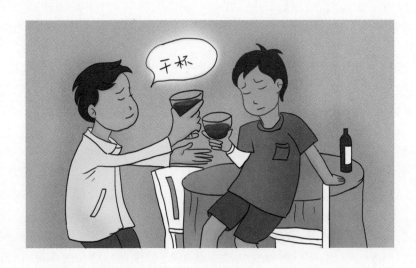

一、饮酒的常见心理问题

1. 负性情绪　普通大众,尤其是酒精依赖患者,容易处于一种应激状态,容易出现负性情绪,如焦虑、抑郁、紧张、烦躁、恐惧、担忧、愤怒、悲伤、孤独等。

2. 认知问题　犹豫不决,记忆力下降,注意力不易集中、不持久,与别人交流时表达和理解困难。

3. 躯体症状　食欲差、恶心、腹部不适、腹泻、尿频、出汗、肌肉紧张及发抖、双腿乏力、头痛、胸痛、胸闷、手足无措、坐立不安、睡眠差(入睡困难、睡眠浅、早醒、多梦且多噩梦)。

二、认识酒精

(一)酒精对人体的作用:是天使,还是魔鬼

首先,酒精可以对中枢产生抑制作用。正由于酒精具有中枢抑制作用,其可以某种程度上改善睡眠,缓解紧张情绪。人们发现饮酒后首先出现的是

兴奋冲动行为,这是因为饮酒后大脑皮层首先受到抑制,皮层下神经核团去抑制,而表现出精神运动性兴奋症状。随着饮酒量的增多和时间的推移,抑制可由皮层扩展至皮层下神经核团,表现出相应的精神运动性障碍。再随着饮酒量增加,抑制作用可累及延髓,引起昏迷、呼吸衰竭,甚至死亡。

其次,酒精还有抗焦虑、致欣快效应,也是我们常说的"何以解忧,唯有杜康"的意思,饮酒可以暂时缓解焦虑抑郁情绪。这也是一些饮酒者最初是由于紧张害怕等情绪去选择饮酒,从而达到改善情绪的目的。新冠肺炎疫情期间,民众容易出现紧张恐惧等恐慌情绪,并导致失眠,而酒精可以暂时帮助解决这些问题。

最后,酒精还有神经毒性作用,常见的认知功能损害包括记忆减退、韦尼克氏脑病、痴呆等。另外酒精还具有成瘾性,可以使长期饮酒者发展为酒精依赖综合征,从而导致一系列躯体和精神损害。

因此,尽管有一些研究表明,适量饮用红酒对心血管疾病可能有一定的保护作用,但从整体上看,饮酒,尤其是过度饮酒对个体身心健康的害处远远超过其益处。

(二)酒精进入体内后的三部曲

饮酒后随着酒精血液浓度的增加,不同个体出现不同的反应,个体差异较大。但一般来说,当血液中的酒精浓度上升后酒醉的症状会加重,醉酒过程一般有三个时期,即甜言蜜语、胡言乱语、不言不语。

甜言蜜语期:低剂量饮酒,即摄入乙醇量 35ml 以下,相当于 2 两 40 度白酒,患者表现为轻松愉快或欣快,健谈、话多,自信,活力增加,约束力和判断力下降等。日常饮酒过程中,常可见到平时沉默寡言者饮酒后话多健谈,平时冷淡无情者饮酒后饱含亲情热情,平时内向不善交际者饮酒后变为外向且善于交际等。

胡言乱语期:中剂量饮酒,即摄入乙醇量为 35~70ml,相当于 4 两 40 度白酒,患者则表现为讲话随便、行为轻率、举止轻浮,说话逐渐含糊不清和无逻辑性,视物模糊,行为协调能力下降,步态不稳,共济失调,多数饮酒者会有飘飘然的感觉,并想睡觉。日常饮酒过程中,常可见到饮酒者平时不敢(该)说的饮酒后说了,平时不敢干的事情饮酒后干了,甚至是胡言乱语。

不言不语期:高剂量饮酒,即摄入乙醇量达到 80~150ml,相当于 8 两 40 度白酒。饮酒者中枢神经系统抑制进一步加深,表现为自我控制力与运动功能明显受损,言行紊乱,口齿不清,行走困难,行为不能自控,尚可有眼球震颤、短暂性记忆丧失等。如果再继续喝酒则会产生呼吸麻痹(延髓中枢损害),出现意识障碍、嗜睡、深睡、昏迷等麻醉状态,有生命危险,可能会导致死亡。

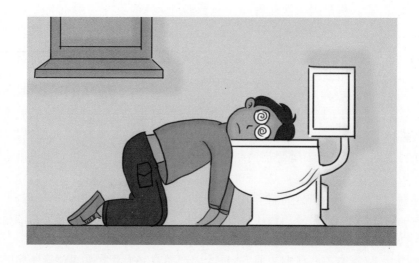

（三）什么是酒精依赖

酒精依赖患者多数在体验饮酒初期心情愉快，能够缓解紧张状态，之后逐渐形成饮酒习惯，当饮酒的时间和量达到一定程度时，患者无法控制自己的饮酒行为，并会出现一系列特征性症状，即形成酒精依赖。

酒精依赖的特征有：①对饮酒的渴求、强迫饮酒、无法控制；②固定的饮酒模式，定时饮酒；③饮酒高于一切活动，不顾事业、家庭和社交活动；④耐受性逐渐增加，饮酒量增多。但酒精依赖后期可能耐受性会下降，每次饮酒量减少，但饮酒频率可增多；⑤反复出现戒断症状，当患者减少饮酒量或延长饮酒间隔期、血浆酒精浓度下降明显时，就出现手、足和四肢震颤，出汗，恶心，呕吐等戒断症状。若及时饮酒，此戒断症状迅速消失。此现象常发生在早晨，称之为"晨饮"；⑥戒断后重饮，如戒酒后重新饮酒，就会在较短的时间内再现原来的依赖状态。

第三节　如何应对高风险饮酒问题

在各个国家高风险饮酒限量不尽相同，因国家政策、文化、当地饮酒风俗习惯、性别、体重、是否餐时饮酒等差异而不同，这些因素都可以影响酒精的代谢和饮酒带来的不良健康后果。尽管低风险饮酒限量各国不尽相同，但流行病学数据显示，当每天饮酒超过20g纯酒精时（相当于1两52度白酒），出现酒精相关障碍的风险就会显著增加。当然在美国对高风险饮酒定义为：男性每天饮酒超过4个标准杯（相当于2两52度白酒），女性每天饮酒超过3个标准杯(相当于 2 两 38 度白酒)。

一、针对非酒精依赖者的应对策略

(一)科学饮酒,减少危害

饮酒时究竟怎么做才能远离危险,享受幸福呢? 知否知否,饮酒应是"重色轻友"!

1. 饮酒应"重色" "重色"指的是要选择酒精含量低的低度酒,如红酒、啤酒和黄酒等。酒的种类有很多,颜色也各异。一般而言,红酒、啤酒和黄酒这些酒饮料因酿造工艺的缘故而自带颜色,同体积的酒类,低度酒饮料对人体的危害会减少。因此,世界卫生组织推荐公众尽量饮用低酒精含量的酒饮料,而少饮酒精浓度高、无色的白酒。当然有一些酒类,如白葡萄酒即使没有什么颜色,酒精含量也不高,也是推荐饮用的。

2. 饮酒应"轻友" "轻友"指的是要远离酒文化中的陋习糟粕,提倡"只要感情有,喝啥都是酒"的新酒桌文化。由于中国酒文化源远流长,酒桌上也有许多规矩讲究。比如"感情浅,舔一舔,感情深,一口闷""兄弟情都在酒里面"。在深厚的酒文化影响下,坐在酒桌旁如果不喝酒,好似失礼。在其乐融融的朋友聚会时,饮酒的多少似乎作为了衡量兄弟姐妹情谊的砝码。于是"一口闷"、干杯等恶性饮酒模式就频繁出现在酒桌中。殊不知,这样的聚会很容易酝酿出急性酒精中毒的悲剧。

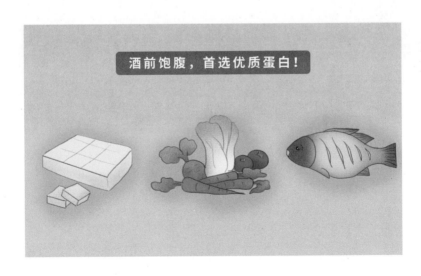

饮酒的正确开启姿势:
(1)少喝为佳:如果大家真想喝酒,请每天不要超过 2 标准杯。同时,即使

111

是少量饮酒,要确保1周内至少要2天不喝酒。一般来说,1个标准杯相当于一罐啤酒、一杯葡萄酒和一小盅烈性酒的酒精含量大致相同,大致为10g纯酒精。饮酒一旦超过上述水平,因饮酒出现问题的可能性就会增大。

(2)推荐低度:世界卫生组织推荐公众尽量饮用低酒精含量的酒饮料,而少饮酒精浓度高、无色的白酒。当然有一些酒类,如白葡萄酒即使没有什么颜色,酒精含量也不高,也是推荐饮用的。

(3)切忌干杯:饮酒后5分钟乙醇就可进入血液,30~120分钟时血中乙醇浓度可达到顶峰。饮酒快则血中乙醇浓度升高得也快,很快就会出现醉酒状态。若慢慢饮入,体内可有充足的时间把乙醇分解掉,乙醇的产生量就少,不易喝醉。

(4)酒前饱腹:空腹时饮酒,酒精会吸收很快,推荐要在饮酒前多吃点主食,或是边吃东西边喝酒,一定要搭配营养价值高的下酒菜,如奶酪、豆腐、鱼类等优质蛋白质食品,还有蔬菜和海藻类也很值得推荐。

(二)管理情绪,心态平和

首先,要正视自己的焦虑和恐惧情绪,面对未知的病毒,我们很难做到淡定。由于这次新型冠状病毒是全新的病毒,存在很大的不确定性,会让很多人感到,病毒"无处不在",难以预防。所以,我们在这样的大事件中,只要作为一个社会的人,都会自然地出现一些情绪的反应。这是非常正常的,不要觉得自己太脆弱,自己意志力不够坚定。允许自己哭一哭,允许自己有这样的情绪,不要严苛要求自己。

民众也可以通过合适的情绪评估工具来了解自己的情绪状态,并通过正念、冥想、放松训练等方式来调节和缓解负性情绪。比如,你可以通过大声地或无声地自言自语训练自己克服艰难的挑战。可以这么告诉自己:"新冠肺炎虽然可怕,但相信政府可以应付它。""这会是一段很重要的经历。""我不能让焦虑和生气占上风。"一旦负性情绪对日常生活和工作造成明显影响时,可以求助网络咨询或考虑到相关专业机构就诊。

(三)加强支持,兴趣广泛

在减少外出的情况下,可以适度选择家中的娱乐活动。平日因为工作繁忙无法完成的事情,可以利用这一段时间来完成。例如,玩一些不费脑的小游戏,泡泡热水澡或冲凉,做做家务,利用难得的时间多陪陪家人,读一本好书,听听音乐,学一门网课,看看连续剧和电影。总之,找可以转移注意力或者让自己愉悦的事来做。

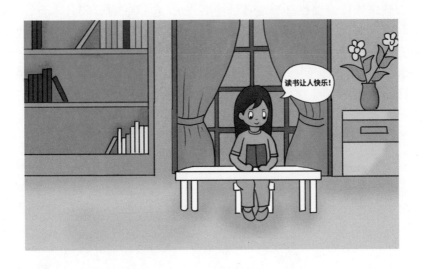

二、针对酒精依赖者的应对策略

(一)制定兴趣活动清单

许多酒精依赖者复饮是因为孤独或无聊,因此将兴趣活动充满日常的生活可以减少复饮的发生。如果孤独或无聊导致了你超低风险限量饮酒,那么尽可能想出更多你自己感兴趣的活动,制定出个体化的兴趣活动清单,然后选择其中的两个去尝试。将你选择的避免孤独或无聊的两种活动记录下来,如加入社区团体(图书馆、教堂、妇女组织等)、参加成人教育课程,如手工艺、绘画等)、定期运动(游泳、慢跑等)或加入运动俱乐部。

(二)列举并选择戒酒的好处

在自己特别想饮酒时,首先列举了一些减少饮酒的好处,以增加戒酒的动力。如果你想饮酒,请选择 3 个最适合你戒酒的理由,记录下来。通过记录自己可以明白如果继续酗酒将会发生什么,如果停止饮酒或在低风险水平内饮酒,将会避免发生什么。

(三)良好的社会支持系统

良好的社会支持系统,如和睦的家庭关系,恩爱的夫妻关系以及强大的朋友支持等,都是可以防止复发的有效手段。倾诉可以有效地帮助个体缓解紧张、焦虑。因此酒精依赖患者或家庭成员可以建立自己的社会支持系统,家庭成员或至亲好友之间要加强沟通,采取“抱团取暖”的方式来帮助解决疫情期间遇到的问题。

此外,酒精依赖者经过戒酒治疗要保持长期戒断状态,在回归社会后需要同伴及社会的支持,帮助患者走向康复。社区自助与互助康复组织是目前国际上为酒精依赖者提供社会支持的主要形式,包括戒酒者匿名协会(AA)、戒酒者家庭互助会、戒酒者青少年互助会与嗜酒者成年儿女互助会等。酒精依赖患者也可以通过自助和互助康复组织获得社会支持,从而减少复饮的可能。如果这种方式不能有效地解决问题,并且出现严重的睡眠障碍及抑郁、焦虑情绪,可以通过精神卫生机构的咨询电话寻求帮助,必要时可到精神科急诊接受相关干预。

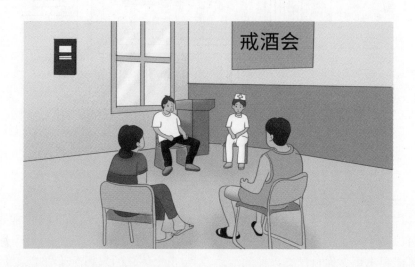

(四)处于无酒的生活环境

疫情过后,家庭成员应注意妥善保管酒精类饮料,让患者处于无酒的生活环境。同时也让患者不和以前的酒友联系,避免观看饮酒的视频,以减少饮酒相关线索诱发复饮行为发生。家属也应该加强观察,因为酒精依赖者在饮酒后,其精神状态、饮食睡眠以及言语情绪方面都会发生变化。因此家庭成员可以通过观察患者的日常生活节律来间接了解患者是否有饮酒行为,及时查漏补缺,防止偶饮发展成为复饮。

(五)正确应对戒断症状与复发

酒精依赖者因疫情影响,加上家属的严密看管,可能难以及时饮酒而会出现戒断症状。首先对于长期酗酒者而言,切记突然一次性断酒,这样容易出现严重的戒断症状,如冷汗、心慌、手抖、焦虑不安、失眠等。正确的做法是缓慢地降低酒量或减少饮酒次数,比如每天饮酒 3~4 次减少到 1~2 次,高度白酒改为低度白酒或葡萄酒等,以帮助平稳地度过急性阶段。如果出现明显的躯体不适,需要及时到专科医院就诊。特别是合并内科疾病(尤其是症状性心脏病或肺病)的中老年酗酒者或那些过去有严重戒断病史的患者最好住院治疗。

当发现患者出现偶饮行为,家庭成员首先应保持自身的情绪稳定,不要过度指责。应同患者一起分析原因,共商对策,以避免复饮的再次发生。如果患者出现连续多次复饮行为,应密切观察、耐心规劝,待疫情得到控制后或在确保安全的情况下,尽快到医疗机构接受相关治疗。如果因复饮导致躯体或精神科急症,应及时到专业医疗机构接受急诊处置。

第四节　如何自我评估是否属于高风险饮酒人群

《酒精使用障碍筛查量表》(alcohol use disorder identification test,AUDIT)是筛查危险饮酒和酒精依赖的金标准,共有 10 个问题,涉及酒精消费、酒精依赖及酒精相关性疾病。

序号	条目内容		评分
1	近一年来你多长时间喝一次酒?	0= 从未喝过; 1= 每月 1 次或不到 1 次; 2= 每月 2~4 次; 3= 每周 2~3 次; 4= 每周 4 次或更多	☐
2	近一年来一般情况下你一天喝多少酒?	0=半瓶啤酒到 1 瓶啤酒;38 度 1 两到 1 两半; 52 度白酒 5 钱到 1 两; 1=1 瓶半到 2 瓶啤酒;38 度 2 两到 2 两半; 52 度白酒 1 两半到 2 两; 2=2 瓶半到 3 瓶啤酒;38 度 3 两半到 4 两; 52 度白酒 2 两半到 3 两; 3=3 瓶半到 4 瓶半啤酒;38 度 4 两半到 6 两; 52 度白酒 3 两半到 4 两半; 4=5 瓶啤酒或更多;38 度 7 两或更多;52 度 白酒半斤或更多	☐
3	近一年来你一次喝酒达到或超过 3 瓶啤酒或 3 两 52 度白酒的情况多长时间出现一次?	0= 从未有过; 1= 每月不到 1 次; 2= 每月 1 次; 3= 每周 1 次; 4= 每天 1 次或几乎每天 1 次	☐
4	近一年来你发现自己一喝酒就停不下来的情况多长时间出现一次?	0= 从未有过; 1= 每月不到 1 次; 2= 每月 1 次; 3= 每周 1 次; 4= 每天 1 次或几乎每天 1 次	☐

续表

序号	条目内容		评分
5	近一年来你发觉因为喝酒而耽误事的情况多长时间出现一次？	0= 从未有过； 1= 每月不到 1 次； 2= 每月 1 次； 3= 每周 1 次； 4= 每天 1 次或几乎每天 1 次	☐
6	近一年内你在大量饮酒后早晨第一件事是需要再喝酒才能提起精神来的情况多长时间出现一次？	0= 从未有过； 1= 每月不到 1 次； 2= 每月 1 次； 3= 每周 1 次； 4= 每天 1 次或几乎每天 1 次	☐
7	近一年来你酒后感到自责或后悔的情况多长时间出现一次？	0= 从未有过； 1= 每月不到 1 次； 2= 每月 1 次； 3= 每周 1 次； 4= 每天 1 次或几乎每天 1 次	☐
8	近一年来你由于饮酒以致于想不起前一天所经历的事情的情况多长时间出现一次？	0= 从未有过； 1= 每月不到 1 次； 2= 每月 1 次； 3= 每周 1 次； 4= 每天 1 次或几乎每天 1 次	☐
9	你曾因为喝酒弄伤过自己或别人吗？	0= 没有过； 2= 是的,但近 1 年没有； 4= 是的,近 1 年有过	☐
10	你的亲戚朋友、医生或别的保健人员曾经担心你的喝酒情况或者劝你要少喝一些吗？	0= 没有过； 2= 是的,但近 1 年没有； 4= 是的,近 1 年有过	☐
总　分			☐ ☐

评分标准:每个问题的计分从 0 到 4 分。第 9 个和第 10 个问题只有 3 个答项,分别计为 0、2、4 分。AUDIT 得分区间为 0~40 之间。根据 AUDIT 得分高低而将饮酒者划分为 4 个饮酒风险水平分区,即饮酒风险水平 Ⅰ、Ⅱ、Ⅲ、Ⅳ 区。AUDIT 得分低于 8 分为饮酒风险水平 Ⅰ 区(WHO 建议将 65 岁以上的饮酒者的 AUDIT 分界值定为 7 分),得分在 8~15 分之间为饮酒风险水平 Ⅱ 区,得分在 16~19 分之间为饮酒风险水平 Ⅲ 区,得分在 20~40 分之间为饮酒风险水平 Ⅳ 区。

(周旭辉)

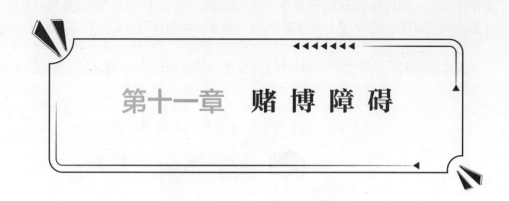

第十一章 赌博障碍

第一节 案 例

随着各大高校陆续开始复工复学,经历了史上最长寒假的大学生们纷纷在为返校做着最后的准备。然而,广州某知名高校博士生小王同学却不得不在医院里度过原本计划中的学习生活。

2020 年 4 月 15 日,某省级精神专科医院接诊了这位特殊的患者。小王今年 24 岁,自小聪明好学,读书成绩好,求学路上顺风顺水,一口气读到了某高校金融专业的博士。在见证了很多成功人士白手起家的成功案例后,小王决心利用自己的专业知识去赚自己人生的第一桶金,寻找各种一夜暴富的途径。一次偶尔的机会,小王接触了名为"××扑克"的网络赌博游戏,从而一发不可收拾。然而,赌徒之路完全不同于以往的求学之路,输多赢少,小王在赌博中完全找不到以往被人崇拜的感觉。

"输钱不是在挑战我的智商吗?我可不是这么容易认输的!"小王硬是与赌博犟上了。为了筹集赌资,小王开始向网络借贷平台借钱。刚开始他还能按时还贷。随着赌注越来越大,借贷金额高达 10 万元,小王开始采用"拆东墙补西墙"的方法,向不同的网络借贷公司借款,最多的时候他同时在十几家网络借贷公司借钱,欠债金额像滚雪球一样越来越大,半年之内欠账近 10 万元。

"其实我也知道赌博不好,可是我总是控制不了我自己"王同学说,"曾经有 1 个月我没有再玩 ×× 扑克,但借贷公司总是打骚扰电话来追债,说些威胁恐吓的话,搞得我整天魂不守舍,总是想着怎么还钱的事!"小王也曾在校外打了一个礼拜的零工,但由于来钱太慢,他又开始了网络赌博还账的计划。殊不知这一想法,竟让小王的网络欠账在1年内达到近30万元。小王在期末考试后与家人坦白后,决心痛改前非,寒假在家好好复习因赌博而落下的功课。家人在得知小王的处境后,也选择了相信他,替他偿还了所有的外债。

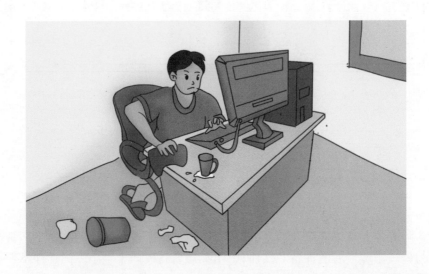

然而,一场突如其来的疫情扰乱了小王原本安定的心。随着居家隔离时间的延长,小王越来越觉得日子太无聊,没有什么可以激起他奋斗的激情。一次偶然的机会小王点击了那个他非常熟悉的网站,重新开始了网络赌博的日子。在经历近3个月通宵达旦地赌博后,小王的账户又增加了10多万元的欠款。一年的时间竟然输了四五十万元!这下子,小王和他的父母亲才意识到事态的严重性,将小王送到了医院来寻求专业人员的诊治。通过详细的检查后,原来小王患上的是一种名为"赌博成瘾"的疾病。

第二节　揭秘赌博障碍

一、什么是赌博成瘾

赌博成瘾是一种持续反复发作、无法自控的赌博冲动行为,会破坏个人、家庭和职业生涯。现代医学认为,病理性赌博是一种精神障碍,并非参赌者的思想品德等方面出了问题,而是患病个体的大脑发生了某种病理改变。

赌博成瘾不同于普通的赌博,体现在以下三个方面:一是平时充满对赌博的向往和冲动,放弃正当的文娱活动,不顾及家庭,甚至可以牺牲学业、工作及前途。二是增加赌博时间、频率和赌资,会感到满足、陶醉;常常不顾后果地增加赌注,赌资越来越大。三是病理性赌博者可发生与戒酒、戒烟类似的"戒断反应",即一旦停止赌博,会出现紧张、困倦、乏力、失眠、食欲不振等不适症状,恢复赌博后上述症状可迅速消失。"

患者往往在感到痛苦、有心理压力时(如无助、内疚、焦虑、抑郁和愤怒)赌博的动机增强,进而造成反复参与赌博。

二、赌博成瘾的特点

(一)赌博成瘾的三部曲

首先是赢钱阶段,大多数人以娱乐的心态参赌,赢钱后经常赌,他们常想赢大钱,并对此过分乐观和自信。继之是输钱阶段,此时他们总想翻本,千方百计筹集赌资以赚回所输,人格也发生变化,对家人不关心,说谎,乃至触犯法律。最后是沮丧阶段,此时可出现绝望、酗酒、家破人亡及自责、紧张、焦虑等负性情绪状态,甚至出现自伤自杀、冲动伤人行为。

(二)网络赌博明显增加

近年来网络赌博的患者人数呈明显增加趋势。原因有以下几点:第一,网络赌博一般以游戏为载体,家人很难发现,这样减轻了家人对网络赌博的警惕心。第二,目前许多游戏软件的链接就是信贷软件,也又使沉迷网络赌博的患者很容易募集到赌资。而网络赌博成瘾的患者,上网的开支大了对家庭财产的威胁也大了。

(三)赌博成瘾共病率高

与正常人相比,赌博成瘾患者患酒精滥用的风险比健康者高 6 倍,物质使用障碍的风险比健康者高 4.4 倍,严重抑郁症和心境恶劣发生的风险比健康者分别高 3 倍左右、躁狂症患病率比健康者高 8 倍。此外,患广泛性焦虑障碍、惊恐障碍、特定恐惧症的风险比健康者高 3 倍以上,与人格障碍也有较高的共病性。女性更易出现心境障碍、焦虑障碍。另外因欠债和抑郁,有人(17%)可能出现自杀企图。较高的共病率,可能与互为因果关系有关。

第三节　赌博障碍如何预防及治疗

治疗赌瘾也是一个复杂的问题,必须针对患者具体病情,制定系统性个体化的治疗方案。针对赌博成瘾患者所采取的具体治疗方法主要涉及药物治疗和心理治疗。

一、药物治疗解决什么问题

由于赌博成瘾者常常伴有焦虑、抑郁、社交困难、睡眠障碍等,而这些情况与脑内的神经递质(如 5- 羟色胺、内啡肽、去甲肾上腺素等)有关。选择性 5-羟色胺再摄取抑制剂(SSRIs)、心境稳定剂、阿片受体拮抗剂等对赌博成瘾患者有显著疗效。因此选用适当的药物可以取得较为满意的效果。

二、心理治疗有什么作用

个体化的心理治疗,譬如认知行为治疗、厌恶治疗、精神分析等方法(最好由专业心理治疗师进行),一方面可以给患者指点、解释,找出其不良行为出现的潜在原因,增强自我认识,改变自己的行为;另一方面可以帮助患者控制心瘾,稳定情绪,帮助患者认识到自己在赌博成瘾中自身的问题,调整常见的心态,如一夜暴富、翻本和从众心理。

情绪管理在治疗中也起到相当大的作用,可让患者更好地处理自身的情绪以及与家人的关系,减少因家庭冲突引起的情绪失控,从而更好地避免赌博行为的发生。赌博成瘾患者的婚姻家庭状况常常比较糟糕,夫妻共同参与治疗有一定效果。

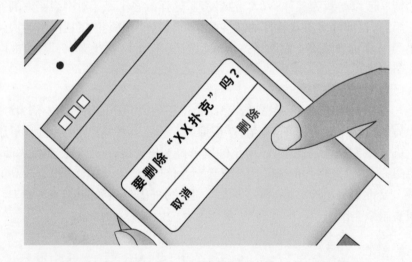

三、患者本人需要配合些什么

首先,需要将患者脱离以往的赌博环境,避免与赌友联系,避免接触赌博网址或赌博 APP,以消除赌博的可获得性,让患者停下来思考既往赌博行为带的来种种危害和影响。

其次,将每日工作和生活安排紧凑,压缩无聊的时间,让患者没有多余的时间用来赌博。业余时间推荐兼职,不仅可以偿还债务,而且身体和精神上的劳累也会让患者没有更多的精力和心思去赌博。

再次,将自己的身份证、银行卡及其他有效身份证明交给家人保管,防止患者再次使用上述物品进行借贷,以减少不必要的财产损失。

最后,根据既往的失败经验,找出自己复赌的高危风险场景,如与家人发生争吵、被人逼债、无聊空虚等,思考应对的具体措施,有条件地进行模拟练习。临床上有很多患者复赌与债务有关,建议召开家庭会议,具体对债务进行谈论研究,共同应对接下来的危机,可将高息短期借贷转为低息长期贷款,将贷款进行急缓分层处理。

四、患者家属需要注意什么

家属应以积极的态度对待患者,给予关心和支持,创造一个温馨的家庭环境,这对病理性赌博的治疗有积极意义。在戒除赌瘾的时候,家人和朋友也应该全力配合,对患者进行监督。

附录:《精神疾病诊断与统计手册(第5版)》关于赌博障碍的诊断标准

持久的和反复的有问题的赌博行为,引起有临床意义的损害和痛苦,个体在12个月内出现下列4项(或更多):

1. 需要加大赌注去赌博以实现期待的兴奋。
2. 当试图减少或停止赌博时,出现坐立不安或易激惹。
3. 反复失败的控制、减少或停止赌博的努力。
4. 沉湎于赌博(如持续重温过去的赌博经历、预测赌博结果或计划下一次赌博、想尽办法获得金钱去赌博)。
5. 感到痛苦(如无助、内疚、焦虑、抑郁)时经常赌博。
6. 赌博输钱后,经常在另一天返回去想赢回来("追回"损失)。
7. 对参与赌博的程度撒谎。
8. 因为赌博已经损害或失去一个重要的关系、工作、教育或事业机会。
9. 依靠他人提供金钱来缓解赌博造成的严重财务状况。
10. 赌博行为不能用躁狂发作来更好地解释。

(周旭辉)

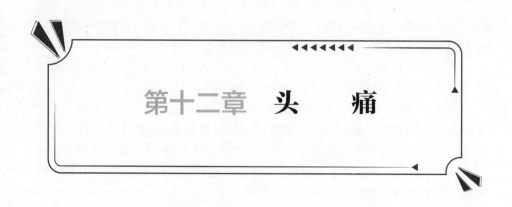

第十二章　头　痛

第一节　案　例

　　"医生你觉得我头痛的原因是什么呢？我做了所有的检查,头部 MRI、MRA、脑电图等都没问题,但我真的不舒服啊!"来看门诊的张阿姨不停地和医生诉说自己的痛苦和自己的就诊过程。她说她把医院里和头痛有关的检查基本上全做了,可还是找不出病因,治头痛的药也都吃了,可也不见效果,于是医生建议张阿姨来精神科就诊。精神科医生了解到,原来张阿姨很能干,性格也很要强,把家里里外外收拾得妥妥当当。原本身体还算好,说起张阿姨的病还要从新型冠状病毒开始,原来张阿姨的儿子一家每年都要从现在的疫区回家过年,张阿姨和爱人每年都提前一个月就开始准备,熏腊肉、灌腊肠、腌鱼,原本以为像每年一样,过完年就各做各事、各回各家。可自新冠肺炎疫情暴发后,回去的路封了,不能复工,不能复学,儿子他们一家只能住在张阿姨的家里,张阿姨还要好吃好喝地伺候着,一家三口的各种行为张阿姨也看不惯,晚起、不吃饭、吃零食、玩手机,就这样她的儿子和儿媳还动不动地吵嘴。看着孙子也不学习,整天打游戏、看电视,张阿姨更是焦急万分,稍微多说几句,媳妇又开始抱怨:自己爱人不上进,张阿姨也没给她们带孩子,自己要一边上班赚钱,一边带孩子,根本没时间教育等。就这样他们老两口白天累得腰酸背痛,晚上睡不好,整天还提心吊胆的,张阿姨盼着疫情早点结束,他们早点回家,自己也可以休息下。

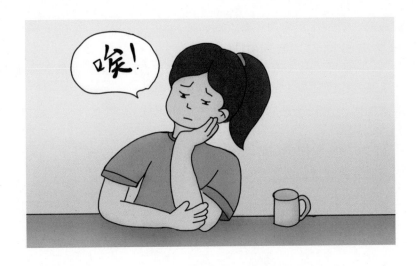

后来疫情过去了，儿子一家人回去了，但张阿姨仍睡不好觉，担心他们没吃好饭，自己的孙子长大没出息。看着别人家的孩子都乖巧、懂事，自己不免有些难过，慢慢地开始失眠、头痛，脾气也越来越大了。当医生说张阿姨可能是"心理病"的时候，老伴王叔叔连连点头，说她确实太不容易了，也同意她到精神科就诊。

第二节 关于头痛

首先，我们说说头痛。头痛通常指眉弓、外耳道上缘与枕外隆突连线以上部分的疼痛，可分为原发性头痛、继发性头痛及颅神经痛、中枢性或原发性面痛和其他头痛。出现了头痛到神经内科看病绝对没问题，但是当神经内科的医生说你不是神经内科的病的时候就建议你到精神科来就诊。因为排除神经内科的器质性因素所引起的头痛后精神科的很多种疾病都可以引起头痛，如疑病症、焦虑症、抑郁症、失眠症等，都可以伴随头痛的症状，需要仔细甄别，明确诊断。

我们平时出现头痛应注意发病的年龄、起病方式、严重程度、头痛出现的时间、头痛的部位、发生的频率、性质、持续的时间，以及加重和缓解的因素、有无先兆及伴随症状、怎样才能使疼痛缓解及既往就诊的情况综合考虑判断头痛的原因。

精神科相关的头痛一般还有如下特点，以下几点可提示存在为功能性头痛，可到精神专科就诊：

1. 神经内科的相关检查均未找到可引起头痛的病因。

2. 头痛一般不伴其他神经系统的体征,如走路不稳、口齿不清、一侧肢体无力、眩晕、耳鸣、听力下降、喷射性呕吐等。

3. 头痛一般有诱因,如患者不愿意看到、听到、想到、有意回避的事情时出现。

4. 头痛发作没有规律可循、疼痛部位不固定。

5. 头痛大多呈间断性隐痛、胀痛,一般可忍受,无持续性加重趋势,多数白天较夜间显著。

6. 头痛可发生于任何年龄段、可以通过转移注意力缓解。

7. 头痛可伴随情绪改善而改善,如焦虑、抑郁、失眠或其他躯体不适症状消失时头痛亦消失。

8. 服用常规的缓解头痛的药物暂时有效但长期无改善,易导致药物依赖。

9. 一般来说抗焦虑、抗抑郁等精神类药物对治疗有效。

第三节　自我调节

如判断是精神科相关疾病所致的头痛,平时在家时,我们首先要重新放松下来,审视自己,发现自己是在什么情况下头痛? 当时在哪里? 发生了什么事? 都有什么人? 我有什么担心吗? 我的情绪是怎样的? 我做了什么? 我为什么要这么做? 我什么时候会感觉好些? 为什么我以前不头痛,现在头痛,是什么发生了变化? 在充分地认知自己后先可通过改变可改变的外界及自身因素,如换个环境、把心里的话讲出来、运动、转移注意力、放松训练、宣泄及根据自己的兴趣爱好做些自己喜欢的事来缓解头痛。如有必要可以求助专业的精神科医生来综合评估,使用物理治疗还是用药物来改善头痛症状。

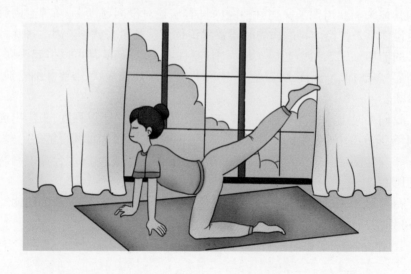

适合缓解头痛的物理治疗方法包括脑电生物反馈、重复经颅磁刺激等,一般药物以抗焦虑、抗抑郁药物为主,辅以中药缓解头痛。

精神科相关的头痛,多与情绪紧张有关,所以放松训练可以有效地改善头痛症状。放松训练又称松弛反应训练或自我调整疗法,这是一种通过对身体的主动放松来增强体内自我控制能力的有效方法。放松训练要求在比较安静的环境里进行,训练时要按照规定完成特定的动作程序,通过这种反复的练习使人逐步学会有意识的控制自身的生理和心理活动,以求降低机体的唤醒水平,调整那些因紧张反应所造成的紊乱的心理、生理功能、增强适应能力。下面我介绍几种常用的放松训练的方法:呼吸调节法、肌肉放松法、意象放松训练、冥想放松训练、自主放松训练等。无论采用哪种方法,最终的目的都是为了使身心放松,生理和心理活动趋于平衡。每一种方法有其各自的操作步骤、程序和技巧。

(一)呼吸调节法及其操作技术

呼吸调节法是运用特殊的呼吸方法,以控制呼吸的频率和深度,提高吸氧的水平,改善大脑的供氧状况,增强身体的活动能力,从而达到改善心理状态,提高身心健康水平的目的。

呼吸调节法,简便易行,不受场所、时间等条件的限制。行、坐、站、躺均可进行,其目的是通过调整自己的呼吸节奏,改善大脑的供氧状况,进而达到放松的效果。

呼吸调节法中主要介绍胸、腹式呼吸法和意念性呼吸法。下面介绍这两种放松方法。

1. 胸、腹式呼吸法

第一步:准备姿势,如果你身边有椅子,请你全身放松,坐在椅子上,调整你的坐姿,直到感觉舒服为止。如果你在寝室,请你全身放松,仰卧在床上。如果身边什么也没有,请你全身放松,站在你认为最方便的地方。

第二步:使意念停留在胸部,并使胸腔尽量充气,吸气时间根据习惯逐渐延长,吸足气后,不要立刻呼出,稍停顿一段时间后,用鼻孔缓缓呼气,使腹腔逐渐收缩,待气彻底呼出后,再开始吸气,一呼、一吸大约15秒,呼吸节奏以吸、止、呼的比例为1:4:2效果最好。

呼吸调节训练以自然、均匀、缓慢、连续呼吸为基本要领。

重复做这样的呼吸20遍,每天两次。这种方法见效快并且最容易,虽然很简单,却常常起到非常好的作用。如果你遇到让你紧张的场合,或是不知道自己该怎么办、手足无措之时,或出现头痛症状时,不妨先做几次深呼吸放松。

2. 意念式呼吸法

第一步:面对树林、草坪、小河、空旷地带等空气新鲜处站立,面朝前,两手自然垂于身体两侧。双脚后跟并拢,脚尖叉开,相距约 15cm 左右。

第二步:吸气时,双臂缓缓抬起与地面平行,想象新鲜空气自 10 个手指进入,并随手臂、经肩部到达颈部、头部、胸部、腹部,7 秒后,缓缓地把气呼出来,呼出时,想"平静"二字和相应的情景,想象着体内的空气正沿着两条大腿向下运行,最后从 10 个脚趾排出。同时,双臂也缓缓放下,呈自然垂直状。你也可以运用暗示语,如"我感到呼吸均匀而平衡;我感到凉爽的空气正舒适地通过鼻孔;我的肺部感到舒适;我的心脏跳动很缓慢;我休息好了;此时,我感到全身舒服,精神倍增,我是安静的。"在运用语言暗示时,一定要全身心地投入。

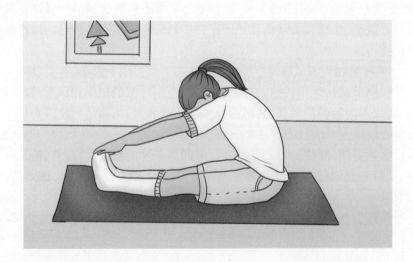

(二)肌肉放松训练法及其操作技术

放松是一种在体力与脑力上使紧张感得以化解的技巧,肌肉放松属于一种深度放松,与其他几种放松方法相比,肌肉放松显得稍复杂一些。

肌肉放松的要点是:先紧张,后放松。在感受紧张之后,再充分体验放松的效果。这是因为,如果没有紧张感,就很难真正体会到放松的感觉。

步骤要领:放松的顺序为头部—手臂部—躯干部—腿部。当然,这一顺序并不是不能打乱的,可以根据自己的爱好选择合适的放松顺序。大家可以在头痛或身体有其他不适时练习,每天几次,坚持半月便有明显效果。

1. 头部的放松

第一步:紧皱眉头,就像生气时的动作一样。保持 10 秒(可匀速默念到 10),然后逐渐放松。放松时注意体验与肌肉紧张时不同的感觉,即稍微发热、麻木松软的感觉,好像"无生命似的"。

第二步:闭上双眼,做眼球转动动作。先使两只眼球向左边转,尽量向左,保持 10 秒后还原放松。再使两只眼球尽量向右转,保持 10 秒后还原放松。随后,使两只眼球按顺时针方向转动一周,然后放松。接着,再使眼球按逆时针方向转动一周后放松。

第三步:皱起鼻子和脸颊部肌肉(可咬紧牙关,使嘴角尽量向右边咧,鼓起两腮,似在极度痛苦状态下使劲一样),保持 10 秒,然后放松。

第四步:紧闭双唇,使唇部肌肉紧张,保持该姿势 10 秒,然后放松。

第五步:收紧下腭部肌肉,保持该姿势 10 秒,然后放松。

第六步:用舌头顶住上腭,使舌头前部紧张,10 秒后放松。

第七步:做咽食动作以紧张舌头背部和喉部,但注意不要完全完成咽食这个动作,持续 10 秒,然后放松。

2. 颈部的放松　将头用力下弯,使下巴抵住胸部,保持 10 秒,然后放松。体验放松时的感觉。

3. 臂部的放松　双手平放于沙发扶手上,掌心向上,握紧拳头,使双手和双前臂肌肉紧张,保持 10 秒,然后放松。接下来,将双前臂用力向后臂处弯曲,使双臂的二头肌紧张,10 秒后放松。接着,双臂向外伸直,用力收紧,以紧张上臂三头肌,持续 10 秒,然后放松。每次放松时,均应注意体验肌肉松弛后的感觉。

4. 肩部的放松　将双臂外伸悬浮于沙发两侧扶手上方,尽力使双肩向耳朵方向上提,保持该动作 10 秒后放松。注意体验发热和沉重的感觉。20 秒后做下一个动作。

5. 背部的放松　向后用力弯曲背部,努力使胸部和腹部突出,使身体呈桥状,坚持 10 秒,然后放松。20 秒后,往背后扩双肩,使双肩尽量合拢以紧张背上肌肉群,保持 10 秒后放松。

在做放松训练时应注意肌肉由紧张到放松要保持适当的节奏,与自己的呼吸相协调。每一组肌肉的练习之间应有一个短暂的停顿,每次练习应从头至尾完整地练习。刚开始练习可能并不容易使肌肉达到深度放松,需要持之以恒,才会见成效。

(三)意象训练法及其操作技术

1. 意象训练法　意象训练法是指通过想象轻松愉快的情境(如人海、蓝天、白云、瀑布、沙滩、青山、绿水等),达到身心放松、舒畅情绪的目的。想象最能让自己感到舒适、惬意、放松的任何情境,如是在海边、森林。

2. 意象训练法的具体操作步骤

第一步:闭上眼睛,全身放松,慢慢地深呼吸。同时,静静地观察你头脑中闪现的每一个念头,不要去理它,任它来,由它去。

第二步:开始想象具体的情景。例如,你可以想象温暖的沙滩。

可以对自己说：

我仰卧在水清沙白的海滩上，沙子细而柔软；我躺在温暖的沙滩上，感到非常的舒服。我能感受到阳光的温暖，耳边能听到海浪拍岸的声音，我感到温暖而舒适。微风徐徐吹来，使我有说不出来的舒畅感。微风带走了我所有的思想，只剩下那一片金黄的阳光。海浪不停地打着海岸，思绪也随着它的节奏而飘荡，涌上来，退下去。温暖的海风轻轻吹来，又悄然离去，它带走了我心中的思绪。我只感到细沙的柔软、阳光的温暖、海风的轻缓，只有蓝色的天空和蓝色的大海笼罩着我的心田。温暖的阳光照着我的全身，我的全身都感到暖洋洋的。阳光正照着我的头，我的头感到温暖和沉重。

轻松的暖流流进了全身，我感觉温暖和沉重，我的头越来越轻松，我的呼吸越来越慢，越来越深，我的心跳也越来越慢，越来越有力，我的腹部感到温暖而轻松。我的胃部感到温暖而轻松。轻松的暖流最后流到了我的心脏，我的心脏感到温暖而轻松。心脏又把暖流送到了我的全身。我的全身感到温暖而轻松。我的呼吸越来越深，越来越轻松。我的整个身体都已经变得非常平静。我的心里安静极了，已经感觉不到周围一切。周围好像没有任何的东西，我安然地躺卧在大自然的怀抱里，非常地轻松，十分的自在（静默几分钟后结束）。

你还可以想象其他你认为安全、舒适、能放松的任何场景。

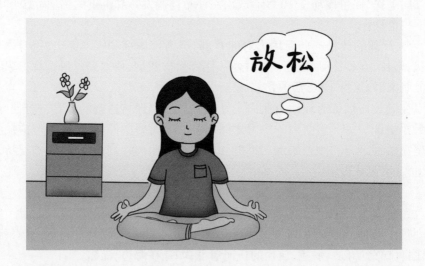

（四）静思冥想放松训练法及其操作技术

1. 静思冥想放松的训练原理　静思冥想放松训练是解除心理疲劳的一种有效的方法。这一方法大体上与我国的"气功"、印度的"瑜伽术"是源出一辙的。其原理是闭目守静,把精神集中到一点上,在大脑里形成一个优势兴奋中心,从而抑制其他部位的活动。

经过训练和学习,人们一旦能够掌握这种技术,就可以调节血压心跳、体温等,从而达到自我控制心理状况的目的。近年来兴起的"生物反馈疗法",就是利用这一原理。

2. 静思冥想法的操作步骤 静思冥想法大致可分为放松—静思—冥想—收式四个步骤。

第一步:放松。坐在环境安静、温度适宜、光线柔和的房间里,双脚放在地面上,双目微闭,深吸一口气后,慢慢呼出,反复默念几次"放松",让放松感传遍全身各个部位,并将这种状态保持 5 分钟左右。实质上,这是第一阶段的准备工作。

第二步:静思。静思的要求是充分地运用想象,把自己置身于某一情景之中。你可以拿一件实物,如各种水果或各种球类等物体,来充分发挥你的自我想象力和自我暗示能力,平静你的大脑。

具体方法是:

(1)凝视手里拿着的苹果或其他水果,反复仔细地观察它的形状颜色、纹理、脉络,然后,用手触摸它的表面质地,再闻闻它有什么气味。

(2)闭上眼睛,回忆和回味这个苹果的形状、颜色、气味等。

(3)放松肌肉,排除杂念,集中精力想象自己越变越小,钻进了苹果。那么,苹果里面是什么样子,它的颜色、气味如何? 然后,再假想你尝到了这个苹果,并记住了它的味道。

(4)想象自己走出了苹果的内部,恢复了原来的样子,记住刚才苹果里面所看到的、尝到的、嗅到的和感觉到的一切。然后,做深呼吸 5 次,慢慢地数 5 下,睁开眼睛。你会感到头脑轻松而清爽。你可以早、中、晚各做一遍。

第三步:冥想。冥想的要点是把心理疲劳所导致的生理上的不适想象为某种实体,以自己所能接受的方式把它除掉,从而达到康复的目的。比如当身体某部位疼痛时,你可以想象为血脉不通,然后,冥想有一位医生正在疏通血管以及血管疏通后的情景。这就是冥想法的核心。这一步大约需要15 分钟。

第四步:收式。静思冥想结束之前,先做好思想准备,慢慢地睁开双眼,把注意力转移到房间里,全部过程到此结束。

值得注意的是,在最初运用这一方法时,由于比较陌生,会产生各个环节之间脱节的现象。但只要坚持练习,熟练之后,这一问题自然就会被解决。静思冥想法简单易行,一天可以做 2~3 次,坚持做就会取得显著的心理保健效果从而缓解头痛。

　　另外积极的自我暗示、转移注意力、运动等很多方法均可以缓解头痛,不同的方法适用于不同人群。总之,无论哪种方法,只有适合自己,解决问题就是好的方法。建议精神类头痛患者可先自行调节,如感觉疗效欠佳,可求助于专科医生进行专业指导。

(傅锦华　徐彩娟)

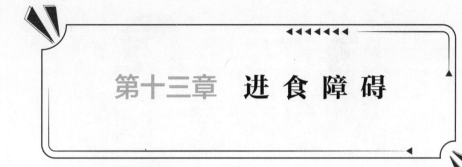

第十三章 进食障碍

第一节 案 例

24岁的女青年小丽,自2019年大学毕业后,开始备考研究生,刚考完笔试,想着放松心情,计划出去旅游,以期重整后全力应对研究生复试的相关事宜。恰巧在2020年1月底,疫情席卷而来,外出旅游计划受阻,不得不居家抗疫。起初,看到全国疫情来势凶猛,想着不出去倒也是庆幸的事儿。在家中自然也有所松懈,渐渐在饮食、作息上不规律,情绪也焦虑起来。在"解封"之后,为了缓解压抑、烦躁的心情,不断约见朋友外出吃各种好吃的,吃多了后感到后悔不已,担心自己会发胖,所以又让自己呕吐出来。之后又是几天的节食,原因是吃太多了,担心发胖,之后又控制不住出去吃很多,如此反复。在考研成绩出来后成绩不大理想,吃了后催吐的行为更加频繁。母亲发现其催吐行为后带她来医院就诊。

小丽身材偏瘦,面容姣好。从母亲口中得知,小丽从小成绩优异,性格也开朗,是个听话懂事的好孩子。父亲因工作原因常年不在家,她一直与母亲相伴,母亲对她学习、生活等方面都要求很高,小丽也完成得比较出色,一直是母亲的骄傲。在高三时,因为学习压力情绪波动很大,有过短暂时间的暴食行为,高考后自行缓解。在考研期间,也有过偶尔的暴食行为,在自行调整后均有所好转。

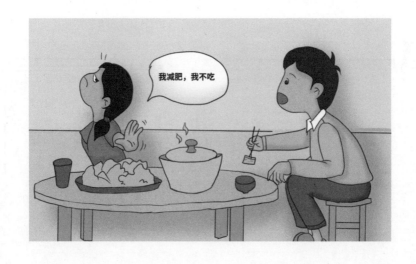

第二节 "舌尖"上的心理问题

一、什么是进食障碍

进食障碍(eating disorder,ED)是一个关于"吃"与"不吃"的精神心理问题,主要是指以进食行为的异常,且伴有对食物、体重和体型过度关注为主要临床特征的一组综合征。在精神障碍分类中归类于"与心理因素相关的生理障碍",也是心身医学中常见的一类心身疾病,主要可以分为"神经性厌食症"和"神经性贪食症"。两者的共同点是"恐惧发胖",但厌食症存在体重过低,贪食症则体重多正常,甚至偏高。

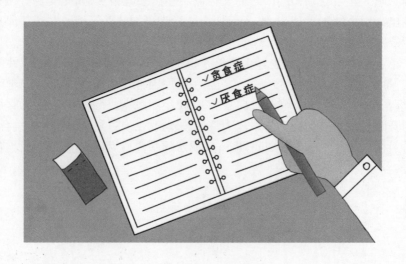

（一）神经性厌食

神经性厌食（anorexia nervosa，AN），即厌食症，是患者对肥胖有病态的恐惧，对苗条身材过分的追求，并出现体像障碍（永远不满足于自己减轻的体重，即使骨瘦如柴，甚至危及到生命，也依然觉得自己"胖"需要减肥），不断地自发绝食并最终发展为严重的食欲缺乏的一类进食障碍，根据有无暴食 - 清除行为分为限制型神经性厌食和暴食 / 清除型神经性厌食。除此之外，患者的症状可能还包括神经内分泌的改变（女性闭经、男性性欲减退）和营养不良（皮肤干燥、怕冷以及手足冰凉，经常感觉疲倦、虚弱、眩晕等）。

（二）神经性贪食

神经性贪食（bulimia nervosa，BN），即贪食症，是以反复发作性暴食及强烈控制体重的先占观念为主要特征的一类进食障碍。患者常采取极端的措施以削弱所吃食物的"发胖"效应。与神经性厌食患者不同的是，神经性贪食患者体重正常或轻微超重，30%~80% 的神经性贪食患者有神经性厌食史。

该类患者存在以下几种歪曲的认知和不良行为：

1. 无法停下来的暴饮暴食行为　短时间摄入大量食物、进食时常避开人，在公共场合会尽量控制。

2. 无法控制的进饮进食欲望　对"吃什么"和"吃多少"是无法控制的，常常食不知味，只是机械式地往嘴里塞食物，且偏爱高热量的垃圾食品，一直吃到腹胀难以忍受为止。

3. 无法不去担心发胖从而采用不恰当的抵消行为：诱吐、滥用利尿剂或泻药、节食或过度运动等。

4. 无法不对体重过分的介意　以瘦为美，担心肥胖，对自我的评价大部分是对于自己"体重"和"身材"的描述。

（三）暴食障碍

暴食障碍（binge-eating disorder，BED）是以反复发作性暴食为主要特征的一类进食障碍。暴食障碍主要表现为反复发作、不可控制、冲动性暴食，无规律地采取神经性贪食特征的不恰当的补偿行为。该类患者易出现肥胖。

二、进食障碍离我们有多近？危害有多大

神经性厌食的好发年龄为 13~20 岁，13~14 岁和 17~18 岁是厌食症发病的两个高峰年龄段。首诊患者中女性和男性的比例为 6∶1~10∶1。

神经性贪食的好发年龄为 13~35 岁，神经性贪食患者的发病年龄往往较神经性厌食晚，多发与青少年晚期和成年早期，大学女生群体发病率较高。这意味着：绝大多数进食障碍患者为年轻女性；青少年时期是进食障碍的主要高发时期。

进食障碍危害非常大,是精神科中致死率高、疾病负担重的疾病之一,尤其是神经性厌食。进食障碍常导致躯体并发症,各器官系统均有可能涉及,有些甚至危及生命。同时,进食障碍常与心境障碍、焦虑障碍、物质滥用、人格障碍等多种精神障碍共病,且共病率高。进食障碍共病其他精神障碍会增加疾病的严重程度、延长病程或增加治疗的难度,也会增加患者的自杀率。

三、哪些人容易患进食障碍? 什么情况需要就医

若出现以下症状,务必要当心,因为这样的人是进食障碍患病的"高危人群",容易发展成进食障碍:

1. 体重指数(即 BMI)处于正常或偏瘦范围,但没有出现身体发育延迟、停止。

2. 存在对体重与体形歪曲的认知,对身体不满意:对于体重增加的情绪反应剧烈;认为体重与体形影响到自我评价以及别人对自己的看法。

3. 至少存在下列异常进食行为中的其中一种:①节食:对进食过分关注,过度节食或不吃,或进食过量后伴有自责和后悔,从而影响到日常生活;②暴食:短时间内摄入大量食物,吃撑仍难以控制,进食后又会后悔;③补偿:如滥用泻药、诱导呕吐、过度运动,存在至少一种补偿行为。

4. 女性月经正常或有些紊乱,但不存在闭经的现象,男性出现性功能下降的现象。

5. 暴食或补偿行为出现过一次以上,持续时间达到至少一个月。

6. 症状轻微影响到个体的身体功能和社会功能,但严重程度不及进食障碍。

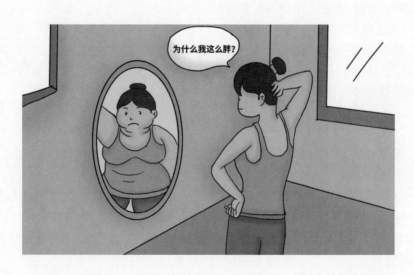

其实,厌食症是难治性精神障碍,没有特效药,营养治疗和心理治疗有效。18岁以下、病程小于3年、严重程度没有危及生命、没有严重的躯体并发症的患者,且家庭支持好的,预后都会较好。若出现以上的情况,建议及时就医。虽然其他的进食障碍不容易危及生命,也应及早就医,因为进食障碍一定会影响生活、学习和工作。

四、进食障碍的成因

进食障碍发病原因通常包括遗传素质基础及一系列环境因素,目前已有一些相关的研究结果。不过,就个体来说,这两个方面如何相互作用,在疾病的起病及发展中的作用并不明确。进食障碍是一类多因素疾病,主要涉及生物、心理、家庭、社会文化四个方面。

(一)个体因素

包括生物学因素和个性因素

1. 存在一定的遗传倾向　研究显示进食障碍患者家族中罹患进食障碍和其他精神类障碍的人多于正常人群。

2. 部分脑区的功能异常　患者的一些脑区的结构或功能存在改变,包括垂体、杏仁核、前扣带回等。

3. 性格特征　性格特征是进食障碍的高危因素之一,包括低自尊以及完美主义倾向。除此之外,还包括自我评价低、难以表达负面情绪(如愤怒、悲哀或恐惧)、难以处理矛盾、取悦别人、追求完美(追求自我控制、完美和独特)、依赖性强、有被注意的需求、难以处理与父母的关系、独立生活困难、成熟恐惧等。另外,进食障碍多表现为不成熟、自我控制差,融入社会程度差。在青春期即容易表现出自主性和依赖性的强烈冲突,引发进食的问题。

(二)家庭因素

家庭因素对于进食障碍的发生与发展、维持和康复可能起着重要的作用。在进食障碍的家庭中常发现:

1. 父母对子女过度保护、过度控制、对子女强加个人价值观,使子女觉得缺乏自主权,而拒绝进食则成为了子女反抗父母控制、达到反控制目的的一种手段。

2. 家庭成员的情感紧紧纠缠在一起,无法分清彼此。

3. 父母冲突,孩子卷入其中,背负过重的负担。

4. 家庭关系僵化,无法适应孩子的发展,对待孩子的方式像对待其小时候的方式。

有学者认为进食障碍是一种回避家庭矛盾、维护家庭稳定的一种机制。孩子拒绝吃饭,可能潜意识地是想让父母关注自己,从而让分裂的家庭重新聚合在一起。

(三) 社会文化因素

1. 社会文化观念　当下比较流行"以瘦为美"的观念,很多女性将自身的身材苗条作为自信、自我约束、成功的代表,从而也导致青春期发育的女性在追求心理上的强大和独立时很容易将目标锁定在减肥上。

2. 同伴影响　处于青春期的女性迫切希望得到同伴的认可,同伴对体重体型的认识和采取的进食行为都对她们极具影响力。

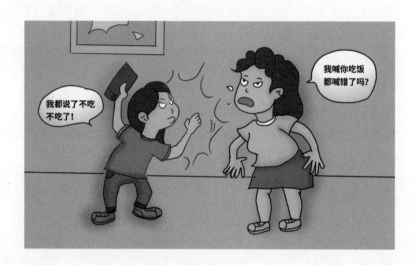

五、进食障碍的治疗思路

(一) 神经性厌食症

尽管这种病很重,经过合适的治疗,还是可以康复的。目前采取的方法有药物治疗、营养治疗和非药物治疗。

1. 药物治疗　药物治疗主要是对症治疗,选用的药物以不良反应小的为主,且以小剂量治疗为宜。

2. 营养治疗的目的是先进行营养重建,从而帮助厌食症患者重新开始摄入足够的营养,以改善严重的营养不良,恢复健康体魄。则对恶病质和进食困难以及体重明显减轻而不配合治疗者,可采用鼻饲法,也可以静脉输入高营养液。严重者需强制住院治疗。

3. 非药物治疗又包括物理治疗(重复经颅磁刺激、生物反馈治疗等)和心理治疗。个体心理治疗的方法包括行为矫正治疗、来访者中心疗法、正念认知疗法、家庭咨询等。门诊或者住院患者都可以结合正念饮食觉知团体训练。

(1)行为矫正治疗:厌食症患者对治疗存在抵触心理或根本拒绝治疗,所以要进行行为治疗,包括制订进食计划、执行进食计划、纠正相关异常行为三部分。进食计划包括一日三餐和加餐计划。

在与患者协商同意的情况下接受家人的监督或自我监督。针对不同患者的相关异常行为,纠正异常行为的内容常包括防止患者拒食、藏匿食物、呕吐、过度运动、使用泻药、利尿剂、减肥药等有害物质,针对异常行为的出现设置矫正措施。

(2)来访者中心疗法:与患者建立良好的治疗关系是行为治疗及其他治疗得以进行的关键,这通常通过支持治疗来获得。

支持治疗一般包括肯定和鼓励患者治疗的愿望,肯定其面临的困难和努力,支持患者对生活的追求,保证治疗可以带来积极的改变而不是灾难性的后果(通常指变成大胖子),保证在治疗中的陪伴和关怀,并积极提供相关健康教育的内容,如营养学知识等。

(3)认知疗法:针对患者有关食物和体形的超价观念进行认知治疗。如:针对体形——她们常常认为体形决定了人际关系的好坏,决定了人生的成败,完美的体形可以改变人生;针对食物——她们认为只要开始吃就会失控,多吃一小口就会长胖,体重会无限制地长下去等。

(4)家庭咨询:以"患者个人的症状反映了家庭关系的问题"为理论依托,和家庭成员一起工作,发现家庭内部僵化的、适应不良的关系模式,尝试通过改变家庭成员之间的互动来促进症状的改善。

(5)正念饮食觉知团体训练:帮助患者重建与食物、身体和情绪的和谐关系。觉知自己为什么吃比吃什么、怎么吃更重要。事实上,我们不是为了饿而吃,而是为了焦虑、空虚、叛逆、悲伤、寻求慰藉,或者是喜悦而吃。

(二)神经性贪食症

贪食症患者的治疗动机常常强于厌食症患者,且营养不良的程度较轻,所以选择门诊治疗者居多。贪食症患者的治疗常以自我监督的自助式治疗结合门诊心理治疗、药物治疗来进行。而住院治疗仅用于清除行为严重(呕吐和导泻、利尿、吃减肥药等)、门诊治疗无效、或存在自残自伤、自杀倾向严重的患者。

1. 精神药物治疗。

2. 营养治疗　以纠正由于清除行为导致的水、电解质紊乱为主要目的,最常见的是呕吐和导泻、利尿导致的低钾血症。

3. 非药物治疗,物理治疗包括重复经颅磁刺激、生物反馈治疗等。而心理治疗中行为矫正治疗和认知疗法疗效最为显著。具体为:

(1)行为矫正治疗的目的在于戒除暴食-清除行为、纠正营养代谢紊乱、恢复正常的生活节律。常采用系统脱敏、暴露、阳性强化疗法,使其每餐食量按预定计划得以控制。

(2)认知疗法旨在改变患者过分关注自己的体形及过分怕胖的极端化想法,对进食规则和体像障碍有正确认识。

(3)正念饮食觉知团体训练。

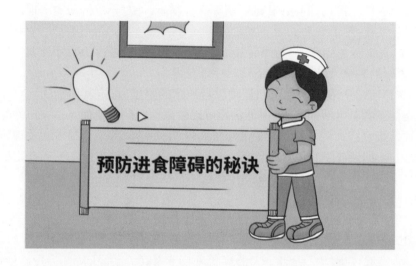

预防进食障碍的秘诀

六、预防进食障碍的秘诀

进食障碍患者要做的不只是坚持治疗,还有通过日常调节来预防复发。

1. 定期看医生　进食障碍需要一对一的专业治疗,医生会同患者讨论体重和营养的问题,并和患者一起制定适合的治疗方案。

2. 重塑正确的价值观　患者往往存在诸如"瘦就等于一切""要么瘦,要么死"等不合理观念,这就像被植入大脑的"病毒程序",需要我们主动识别和清除。

3. 制定规律的进食计划并遵守　一日三餐最好要安排在固定的钟点,养成定时进餐的习惯。吃饱了,就停下,阻止自己吃得过饱。

4. 选择新鲜、健康的食材　新鲜蔬果和鱼、禽、蛋、瘦肉等可以多吃点,健康的、平衡的饮食能够让人精神一整天;进餐时,不妨放慢些速度,细细品味食物本身的味道。

5. 规律、适度地锻炼　运动可以促进新陈代谢,而且,运动不仅有益身体,也有益心态——喜欢运动的人,心态更加健康。

6. 培养兴趣爱好,学习新技能　新的爱好和技能可以让注意力从食物上挪开,并且增加自信。学习新技能、发展新爱好、做志愿者、养只小动物等,都能起到相应的效果。

7. 改善家庭关系　假如家有进食障碍的孩子,家长需要努力改善家庭气氛,要包容和接纳孩子。心理学研究表明,自尊水平低,可能导致孩子出现厌食症或暴食症。向孩子表达爱,对孩子进行及时和具体的表扬,鼓励孩子表达自己的情绪,建立畅通而有效的亲子沟通渠道,都能够给予孩子一个强大的家庭支持系统,帮助其抵御不良的心理精神问题。

（杨　栋　徐佳佳）

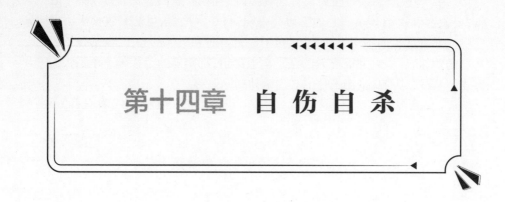

第十四章 自伤自杀

第一节 案 例

李某,男,26岁,未婚,因疫情期间担心自己会感染新冠肺炎,不敢出门,出现心情差、兴趣减退、烦躁不安,失眠2周,伴自杀未遂3次,于2020年3月5日入院。

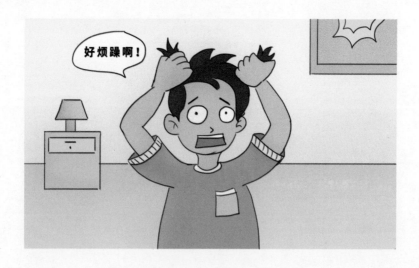

患者自2020年1月底新冠肺炎疫情流行期间因在外地上班不能回家,独自一人在单位隔离,担心感染新冠肺炎。2月20日开始出现心情差,高兴不起来,兴趣减退,有时烦躁不安,坐卧不宁,身体阵发性发烫,出汗,睡眠差,随着

病情进一步加重,不能控制的胡思乱想,有自杀行为:2次拿小刀在手臂上划多道血痕,3月5日跳塘自杀1次,被周围人发现后送入某省级精神专科医院治疗。入院诊断为重性抑郁症,伴自杀行为。住院期间接受抗抑郁联合治疗方法:药物治疗、心理治疗、重复经颅磁刺激治疗和改良电抽搐(Modified Electroconvulsive Therapy, MECT)物理治疗,3周后情绪好转,自杀观念消失,4周后病情进一步稳定出院。

第二节　自伤自杀相关知识

一、什么是自杀行为？为何出现自杀行为

自杀行为是指个体在复杂生物-心理-社会因素影响下,有意或自愿采取各种手段结束自己性命的危险行为。有学者指出自杀并不是一种简单的个人行为,而是多种原因导致的一种复杂的社会现象。由于周围环境的变化或社会不稳定,破坏了个体重要的社会支持,减弱了生存的能力、信心和意愿,导致个体自杀行为发生。疫情中,每个人身处的位置、遭遇的事情各有差异,所带来的心理健康问题也有所不同。当高危人群长时间被各种负面情绪困扰时,可能会出现创伤后应激障碍(Post traumatic Stress Disorder, PTSD),表现为:创伤性再体验症状,即重演事发时的负面感受,还可能会做噩梦;回避和情感麻木症状,即社交逃避;警觉性增高症状,即过度敏感。持续的抑郁情绪,迟迟无法重建正常生活,或在疫情中有亲属过世、重大财产损失(如破产)、失业、长时间隔离的无望感,或因封城导致异地流浪无法回家(如在湖北的外地人),因无法就医而承受身体痛苦的其他疾病(如肿瘤、肾功能衰竭)患者,均有可能出现自伤、自杀等自我伤害行为。

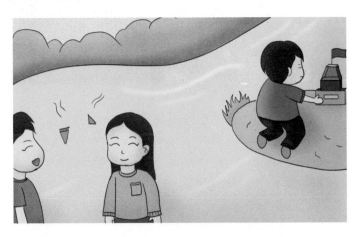

二、自伤有哪些行为和方式

自我伤害包括所有故意伤害自己的行为。以下是一些比较常见的方式：

1. 切割伤或严重地搔抓皮肤。

2. 灼烧、烫伤。

3. 击打或撞击身体。

4. 把东西戳到皮肤里。

5. 故意不让伤口愈合。

6. 吞下有毒物质或其他异物。

7. 把自己置于危险处境，如酗酒，食用过量药物，以及高处坠落等不安全性行为。

三、亲友可以发现哪些预警信号

自我伤害者常常会隐藏自我伤害的痕迹，衣服可以遮盖身体的伤口，内心的波动可以被看似冷静的表情所掩盖，所以自我伤害行为往往很难被发现。然而，当你发现以下情况时需要高度警惕患者自伤自杀行为的发生。

1. 无法解释的伤口或伤疤，比如在手腕、手臂、大腿等部位出现的淤青、刀痕等。

2. 衣服或生活用品上的血渍。

3. 尖锐物品或锋利的工具，如个人物品中放有剃刀、小刀、针或玻璃碎片。

4. 掩饰，把自我伤害解释为不小心的事故，或穿着不合时宜的长袖、长裤。

5. 独自待很长时间，尤其是在卧室或浴室。

6. 自我隔离、封闭和容易发怒。

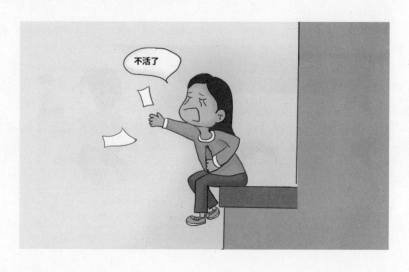

四、发生自我伤害的目的有哪些

当个体遭受了重大创伤或自认为发生了后果非常严重的事件,处于无助和绝望状态时可能发生自伤自杀行为,个体通过自伤自杀主要想达到以下目的:

1. 表达那些无法言语的感受或释放内心的痛苦和不安。
2. 帮助获得掌控感、减轻罪恶感或用来惩罚自己。
3. 帮助从强烈的情绪或困难生活中分散注意力。
4. 让自己感觉到活着,而不是感到麻木。

五、自我伤害有哪些后果

虽然轻微的自我伤害可以带来痛苦的暂时缓解,但从长远角度看,自我伤害并不能帮助解决烦恼,反而会带来更多问题。

1. 缓解是短暂的,不久个体就会有羞耻和内疚的感觉,同时,自伤自杀阻碍了个体学习更有效的策略,影响了有效的应对。
2. 保密自我伤害行为是困难和孤独的,并影响正常的人际交往。
3. 可能会把自己伤得很重或伤口被感染,严重时危及生命安全。
4. 可能会面临更严重的问题,如果不学习其他有效方法来缓解痛苦,那么个体可能患上抑郁症,会产生药物依赖或酒精成瘾,并且会加大自杀风险。
5. 自我伤害行为可能会上瘾,个体开始可能只是冲动或感到有更多掌控感,但很快个体就会被自伤的想法控制,通常会变成一种似乎无法停止的强迫行为。

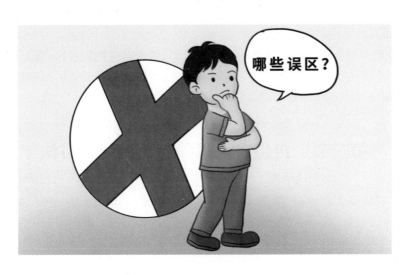

六、人们对自伤自杀有哪些误区

自残和自伤往往被视为禁忌话题,不愿提起,自伤者的朋友、家人甚至他们本人,都可能对自我伤害的动机和心理状态有严重误解,人们常常有以下误区。

1. 自伤的人都是想寻死 实际上,自伤的人大部分是不想死的,当他们伤害自己的时候,是试图应对他们的问题和痛苦。自伤还可能是一种帮他们继续活下去的方法。然而从长远来看,自伤的人有更高的自杀风险,所以寻求帮助是非常重要的;

2. 自残和自伤的人是故意作秀 自伤的人通常不是故意吸引他人的注意,羞愧和恐惧感会让他们很难主动寻求帮助,而这些行为恰恰是他们需要帮助的信号,如果此时对他们加以指责,可能会导致进一步的自我伤害行为;

3. 自伤的人是疯子 许多自伤的人确实会患有焦虑、抑郁,或曾经历创伤,但这并不会让他们变成疯子或出现危险行为,给他们贴上“疯子”的标签只会让他们更加羞愧,不敢求助。

4. 如果伤口或伤害不严重,问题就没那么严重 伤口或伤害的严重程度跟实际遭受的痛苦程度并不成正比,如果因为伤口或伤害很轻微,就不予以重视,可能会导致病情加重。

七、自我伤害如何预防

1. 对于患者本身,要学会调节情绪,存在焦虑抑郁情绪要及时就医,积极寻求专业帮助。

2. 家属要密切观察患者动态,防意外发生,转移患者身边及周围的危险物品,如刀剪等锐利物品、绳带类、玻璃类等,以杜绝不安全因素。

3. 亲友要给患者精神上温暖、支持、疏导、鼓励。帮助患者排解消极,自杀意念,树立自信心培养生活情趣;还应该鼓励患者参加工娱活动,以转移、分散患者的消极自伤自杀意念,调动患者正性情绪。

第三节 自伤自杀风险有哪些评估方法

我们很多人都说过“太累了,死了算了”,很多时候可能是一句玩笑话,但你知道吗,想自杀的人在自杀之前大多是说过这句话的。面对目前的生活,你有过自杀的想法吗? 可以通过下面的量表进行自我评定。

自杀意念自评量表(SIOSS)

本问卷有 26 个问题,请你仔细阅读每一条,把意思弄明白,然后根据你自己的实际情况,选择"是"和"否"。

1. 在我的日常生活中,充满了使我感兴趣的事情

A 是　　　　B 否

2. 我深信生活对我是残酷的

A 是　　　　B 否

3. 我时常感到悲观失望

A 是　　　　B 否

4. 我容易哭或想哭

A 是　　　　B 否

5. 我容易入睡并且一夜睡得很好

A 是　　　　B 否

6. 有时我也讲假话

A 是　　　　B 否

7. 生活在这个丰富多彩的时代里是多么美好

A 是　　　　B 否

8. 我确实缺少自信心

A 是　　　　B 否

9. 我有时发脾气

A 是　　　　B 否

10. 我总觉得人生是有价值的

A 是　　　　B 否

11. 大部分时间,我觉得我还是死了的好

A 是　　　　B 否

12. 我睡得不安,很容易被吵醒

A 是　　　　B 否

13. 有时我也会说人家的闲话

A 是　　　　B 否

14. 有时我觉得我真是毫无用处

A 是　　　　B 否

15. 偶尔我听了下流的笑话也会发笑

A 是　　　　B 否

16. 我的前途似乎没有希望

A　是　　　　B　否

17. 我想结束自己的生命

A　是　　　　B　否

18. 我醒得太早

A　是　　　　B　否

19. 我觉得我的生活是失败的

A　是　　　　B　否

20. 我总是将事情看得严重些

A　是　　　　B　否

21. 我对将来抱有希望

A　是　　　　B　否

22. 我曾经自杀过

A　是　　　　B　否

23. 有时我觉得我就要垮了

A　是　　　　B　否

24. 有些时期我因忧虑而失眠

A　是　　　　B　否

25. 我曾损坏或遗失过别人的东西

A　是　　　　B　否

26. 有时我想一死了之,但又矛盾重重

A　是　　　　B　否

计分方式:"是"记 1 分、"否"记 0 分

反馈信息:总分 ≥ 12 分:有一定的自杀意念,希望你及时求助专业人士,以得到相关的帮助,使你能更愉快的生活。总分 <12 分为无自杀意念。说明的生活状态不错,乐观,愉快,希望你能继续保持。

第四节　自伤自杀的自我调适及治疗措施

一、自我调适

首先,尽可能维持正常的生活作息,适当休息,保证充足的睡眠。食物是

生命赖以存在的物质基础,合理膳食能提供全面均衡的营养。食物要多样,饥饱要适当,油脂要适量,饮酒要节制,三餐要合理。勤运动:生命在于运动,运动可以降低焦虑及沮丧等负面情绪,提升活力感。据研究,运动可促进血清素、多巴胺、内啡肽等"快乐荷尔蒙"的分泌,从而放松心情、缓解焦虑,改变对自我的认知、变得积极向上,提高免疫力,抵御疾病。

当出现悲观、抑郁等情绪时,可以进行自我调节和求助。自我调节包括呼吸调整、冥想、瑜伽练习等。可以进行深吸长呼的呼吸练习。如果呼吸尚不受限,可以稍快速吸气后用 5~10 秒缓慢呼出,每天按摩内关穴、神门穴以及三阴交穴这三个穴位 5~10 分钟,有助于安神定志。正念冥想技术也是有效的方式之一:正念最简单的方式就是,全然的关注当下的每一件事情,不做评判,每次注意力溜走时,只要温柔地将它带回来就好。不论飘忽的意识在哪里,我们总是能在下一刻重新回来,只要我们愿意一次又一次反反复复地回来就好。

也可以转移注意力到一些自己喜欢的事情上,让负面情绪暂时停下。情绪适当的宣泄和释放是对身体是有益处的,情绪可以通过倾诉、哭泣、呐喊、歌唱、书写、绘画、音乐、运动等进行表达和抒发。此外,你也可以向身边的人或亲友求助、诉说和寻求安慰,相互支持。保持与外界的沟通和联系,告诉自己不是孤立无援的,有很多家人和朋友在关心自己、爱自己,他们即使不在身边,也会在心里陪伴自己度过难关。最后,还可以寻求社会心理援助资源,通过拨打各地心理热线、寻求心理咨询、精神科问诊的方式调节心理状况。

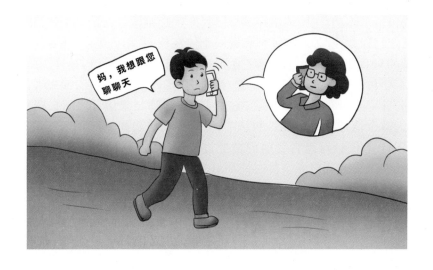

二、治疗方法

通过自我调适仍不能缓解和停止的自伤自杀观念和行为我们可以选用更专业和系统方法治疗：目前常用的治疗手段包括心理治疗、物理治疗、药物治疗等。在自伤自杀问题防治中常遵循生理 - 社会 - 心理的治疗模式，采取多种干预措施联合应用于患者，以取得更好的防治效果。

（一）心理治疗

心理治疗主要包括认知行为疗法（Cognitive Behavioral Therapy，CBT）、辩证行为疗法（DialecticalBehavior Therapy，DBT）、针对情绪调节的团体治疗、声音运动治疗、动力解构心理治疗、移情焦点治疗等。

1. 认知行为疗法（CBT）　CBT 是指通过分析来访者思维活动和应对现实的策略，找出其认知误区并加以纠正，从而达到消除其不良情绪及行为模式的一种心理治疗方法。认知是人类思维、情感和行为的中介。引起人们不良思维、情感和行为的原因不是应激事件本身，其根本是人们对应激事件的认知。CBT 是一种更细化的心理疗法。在干预过程中通过急性期、缓解期及康复期 3 个阶段，采用循序渐进的方式纠正患者不合理的认知，可让来访者意识到所有让自己感受到绝望的事件都有解决的可能性，帮助来访者重新建立合理的认知模式，使其不良情绪得到缓解，进而起到消除来访者自伤自杀意念的作用。

2. 辩证行为疗法（DBT）　DBT 是在传统认知行为疗法的基础上发展而来的一种新型认知行为疗法，主要目的在于帮助个体掌控压迫性情绪，增强个体在不失去控制或作出破坏性行为的情况下处理困扰的能力。DBT 的治疗模式包括个体治疗、团体治疗、电话指导、治疗师团体讨论。个体治疗伴随整个治疗过程，治疗师通过评估和解决个体在技能、动机等方面的问题，增加来访者的自我效能感。团体治疗通常由两名治疗师对来访者进行行为技能训练，主要包括承受痛苦、掌握正念、调节情绪、人际效能技巧，使患者学会调整情绪，建立良好的人际关系。DBT 强调治疗师与来访者之间长期稳定的关系，为整个治疗建立了良好的基础，治疗关系更稳固，有利于治疗的开展。其次，DBT 不仅针对患者目前的情况进行治疗，还教授患者更多的行为技巧，使其在未来遇到应激事件时能更好地处理情绪与行为，预防自伤自杀行为的复发。

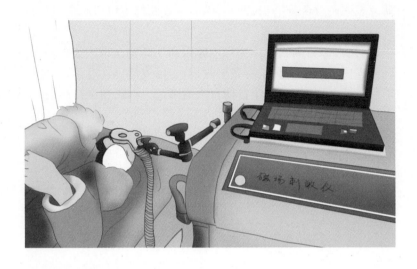

（二）物理治疗

物理治疗主要有电休克治疗、重复经颅磁刺激、电针治疗、迷走神经刺激、深部脑组织刺激等治疗。

1. 无抽搐电痉挛治疗（MECT） 该治疗方法在治疗前需注射定量肌肉松弛剂和麻醉剂，之后采取电流刺激患者大脑，使其意识短暂丧失，继而达到无抽搐的医治效果。MECT 通过适量、短暂的脉冲式电流刺激使患者大脑皮层大量放电，导致脑细胞发生明显的生理变化。MECT 的适应症较广、并发症少、安全性高，用于有严重自伤自杀倾向的患者的治疗，起效较快，安全性高达99%，极少损害患者大脑，是一种安全性高且疗效确切的治疗手段，对快速控制自伤、自杀行为有确切疗效。但是存在严重躯体疾病的患者需病情控制且经专科医生评估后方能接受电休克治疗。

2. 重复经颅磁刺激（rTMS） rTMS 是一种基于经颅骨磁刺激发展而来的新型的神经电生理技术，它通过利用脉冲磁场作用于中枢神经系统，从而改变皮层神经细胞的膜电位，产生感应电流，影响脑内代谢和神经电活动。rTMS安全性高、不适感少，不需麻醉，属于无创治疗，在神经精神领域具有广泛的应用。

3. 迷走神经刺激术、深部脑组织刺激术均是通过神经外科手术进行治疗的有效治疗方法。

（三）药物治疗

由于自伤自杀患者常合并焦虑抑郁情绪或幻觉妄想等精神病性症状，需要使用药物治疗焦虑抑郁情绪或精神疾病。抗抑郁药物（如选择性 5 - 羟色胺再摄取抑制剂等）在改善患者抑郁状况的同时，也有助于降低抑郁症自杀风险。有研究表明阿立哌唑、齐拉西酮、纳曲酮等药物也可以减少自伤自杀行为的发生。

总之，自伤自杀行为给个体的身体健康和生命安全带来很大伤害，目前新冠病毒肺炎在国内已经得到了有效遏制，但全球疫情仍在蔓延，疫情的不良影响还可能会持续一段时间，对于自伤自杀的高危人群需要全社会的广泛关注，多关心、早发现、早治疗，有助于减少伤害。

（蔡溢　李进　方政华）

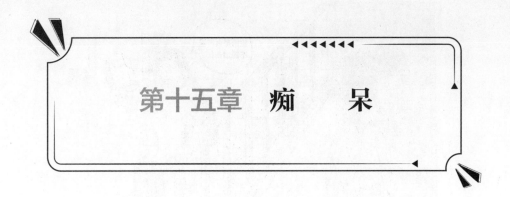

第十五章 痴 呆

第一节 案 例

"王老板,张奶奶又跑了,快请个假回来找!"保姆带着哭腔给王先生打电话,这也是最近王先生的"烦恼",这已经是张奶奶这个月的第3次"外跑"了。原来王先生的妈妈张奶奶今年82岁了,原本是名大学教师,人很和善,可谓知书达理、善解人意。可自从4年前诊断出痴呆后,渐渐的像变了一个人似的,丢三落四、郁郁寡欢、自言自语、疑神疑鬼,但生活勉强能自理,家人都还可以接受。没疫情时保姆还能控制住张奶奶,不出什么意外,只要陪她出去,顺便给张奶奶做点饭吃就可以了。但是因为2019年年底新冠肺炎疫情暴发,张奶奶不能出门,整天就是在家里听广播、看电视,反复翻家里人的老照片,不停地东翻西翻,不停地找东西,收拾东西,要不就一个人痴痴地看着外面。前段时间疫情严重,不能出门,王先生一家人都陪着张奶奶,倒也相安无事。但是疫情过后,王先生一家人都要上班,而张奶奶仍生活在之前的日子里,整天不停地叫他们"小安,丽丽……"在各个房间的找他们,甚至有时担心他们在外面会有危险,硬是要跑到外面去找,这可难为了保姆。

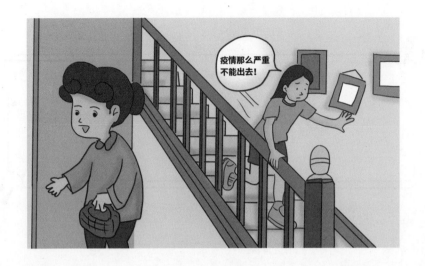

疫情那么严重不能出去!

同时张奶奶自言自语的情况越发严重,总是不分白天黑夜地跑出去,就是保姆24小时看护,王经理也时不时接到电话,要火速回家"找人"。每天也反复叮嘱,张奶奶依旧"右耳朵进,左耳朵出",一贯以要出去"给学生上课""找小安"强行要出门,而且绝不带口罩,一刻不能迟,不让出去就在家里大吵大闹。王老板实在没办法了,求助于精神科医生,要求强制住院治疗,那么作为痴呆患者的家属,在后疫情期间,应如何更好地照顾他们呢? 下面让我们全面了解有关痴呆的知识。

第二节 关于痴呆

一、概念

痴呆是一种以获得性认知功能损害为核心,并导致患者日常生活、社会交往和工作能力明显减退的综合征。发生在 18 岁以后,患者的认知功能损害涉及记忆、学习、定向、理解、判断、计算、语言、视空间功能、分析及解决问题等能力,在病程某一阶段常伴有精神、行为和人格异常。临床上引起痴呆的疾病种类繁多,如阿尔茨海默病(Alzheimer's disease,AD)、血管性痴呆、帕金森病痴呆、路易体痴呆、麻痹性痴呆(梅毒所致)等。其中阿尔茨海默病(AD)就是我们常说的老年痴呆,占所有类型痴呆的 50%~70%,它是老年朋友的隐形杀手,是导致老年人死亡的第五位病因。下面让我们来详细了解它。

阿尔茨海默病(AD),亦称老年性痴呆,是一种起病隐袭、进行性发展的慢性神经退行性疾病,临床上以记忆障碍、失语、失用、失认、执行功能等认知障碍为特征,同时伴有精神行为异常和社会生活功能减退,病程可长达数年至数十年。世界卫生组织(WHO)估计全球 65 岁以上老年人群 AD 的患病率为 4%~5%,其患病率与年龄密切相关,60 岁以上的老年人群,每增加 5 岁患病率约增加 1 倍,女性患者约为男性患者的 2 倍。AD 与遗传有关也是比较肯定的,现已证明痴呆家族史是 AD 的危险因素。脑外伤作为 AD 的危险因素也有较多报道。有甲状腺功能减退史者患 AD 的相对危险度高。抑郁症,特别是老年期首发抑郁症是 AD 的危险因素。低教育水平与 AD 的患病率增高有关。在 85 岁以上的老年人群中痴呆的患病率可高达 20%~30%,其中高龄、女性、低教育、农村地区人群痴呆的患病率相对更高。我国已进入老年社会,预计 2050 年 AD 的患病人数将超过 2 000 万,是世界上 AD 患病人数最多的国家。

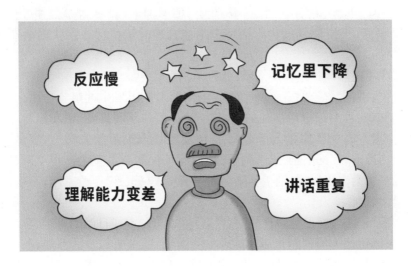

二、老年痴呆的表现有哪些

老年痴呆主要的先兆表现为能力变差,比如说本来可以做好的事情做不好了,本来可以记住的事情没记住,还有就是性格改变,脾气变差了,如变得容易焦虑、紧张、易发脾气或者对周围的很多事都不感兴趣了。另外,注意力不集中,执行和语言功能、视空间的功能轻度衰退,提示你可能你存在阿尔茨海默病。有时这些变化很难被察觉,需要身边的家人细心观察。另外,神经影像学检查对于轻度认知功能障碍的早期诊断和预测有一定的参考价值。

AD 的临床症状主要表现在认知功能缺损的症状和非认知性神经精神症状两方面。

（一）认知功能缺损的症状

1. 记忆力减退表现为对新近学习的知识难以回忆,事件记忆容易受损,近记忆减退为首发症状。

2. 语言障碍早期语言能力相对保持,深入交谈会发现有语言内容空洞、重复和赘述。

3. 失认症可分为视觉失认、听觉失认、体感失认。

4. 失用症指各个身体运动正常,但不能进行有目的性的活动。

5. 执行功能障碍指多种认知活动不能协调有序地进行。

（二）精神行为症状

常见于疾病的轻中度时期,可表现为焦虑、抑郁、失眠、幻觉、妄想,可归纳为神经症性、精神病性、人格改变、焦虑抑郁、谵妄等症状群,不太愿意主动暴露,当疾病发展为生活完全不能自理时精神行为症状逐渐平息和消退。

临床上还可以根据疾病发展,分为轻、中、重度。

轻度:近记忆障碍多为本病的首发症状,对新近发生的事容易遗忘、难以学习新知识、看书读报后记住的内容甚少、记不住新闻事件、记不住新面孔的名字、注意力集中困难、容易分心、会忘记需要做的事情(如关煤气)、容易迷路、计算能力减退、找词困难、思考问题缓慢、条理不清、工作能力减退。对复杂和生疏的事物易出现焦虑、消极情绪。还可表现人格改变、不爱干净、不修边幅、暴躁易怒、自私多疑。

中度:记忆力减退日益严重,变得前事后忘、记不住自己的弟子、忘记亲人的名字、远记忆力障碍越来越明显、记不住自己的重要的生活事件、不认识熟人和亲人、时间及地点的定向力障碍、语言功能退化明显、思维变得无目的、内容空洞或赘述、理解词语困难、注意力和计算力明显受损、完全不能工作、常有大小便失禁。此期患者的精神和行为症状比较突出,常表现为情绪不稳、恐惧、激越、幻觉、妄想及睡眠障碍。

重度:不知道自己的名字和年龄、只能说简单的词汇,最终完全不能说话,语言功能丧失后继而丧失走路的功能,只能终日卧床,大小便失禁,进食困难,此期精神行为症状渐减轻或消失,大部分死于营养不良、肺部感染、压疮。

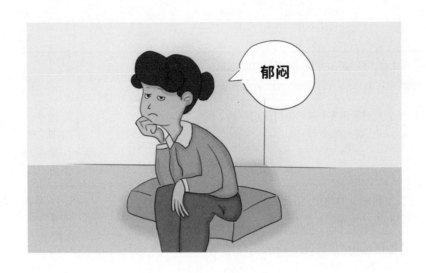

三、如何简单判断是否存在痴呆

作为家属可在家自行对照 AD8 痴呆早期调查问卷进行简单测评。

第一栏中的"是"表示在过去的几年中在认知能力方面(记忆或者思考)出现问题	是	不是	无法判断	备注
1. 判断力出现问题(在解决日常生活问题、经济问题有困难,如不会算账了,做出的决定经常出错;辨不清方向或容易迷路)				测查患者定向/计算/判断力及造成的相应功能下降
2. 缺乏兴趣、爱好了,活动减少了。比如:几乎整天和衣躺着看电视;平时厌恶外出,常闷在家里,身体懒得活动,无精打采				个人性格变化,丧失主动性
3. 不断重复同一件事:比如:总是提相同的问题,一句话重复多遍等				重复语言、言语空洞乏义
4. 学习使用某些日常工具或者家用电器(比如遥控器、微波炉、VCD 等)有困难				学习能力和工具性日常生活能力受损
5. 记不清当前的月份或者年份				时间定向障碍

第一栏中的"是"表示在过去的几年中在认知能力方面(记忆或者思考)出现问题	是	不是	无法判断	备注
6. 处理个人财务困难(忘了如何使用存折、忘了付水、电、煤气账单等)				处理个人财务困难、工具性日常生活能力受损
7. 记不住和别人的约定:如忘记和家人已约好的聚会,拜访亲朋好友的计划				记忆障碍造成日常生活能力下降能力
8. 日常记忆和思考能力出现问题。比如自己放置的东西经常找不着;经常忘了服药;想不起熟人的名字;忘记要买的东西;忘记看过的电视,报纸,书籍的主要内容;与别人谈话时,无法表达自己的意思等				
总分				

判定标准:

AD8 总分 >2 分即有两项回答"是",就高度存在痴呆,建议老人应尽早到医学机构进行专业诊断和治疗。

四、如何治疗

此病目前无特效的药物治疗,因此早预防、早发现尤为重要,目前均为对症治疗,主要治疗方式分药物治疗及非药物治疗。

药物治疗包括主要包括:

1. 改善认知功能缺陷治疗(如多奈哌齐、卡巴拉汀、石杉碱甲、美金刚等药物)。

2. 精神行为症状的治疗,目的主要是减轻症状,增加患者、家属或照顾者的舒适度和安全感,包括抗焦虑药、抗抑郁药及抗精神病药物等,但应在专科医生的指导下执行。

3. 社会心理治疗 轻症患者应加强心理支持,对重症患者应加强护理,保证适当的营养,同时要告诉家属或照料者基本的护理原则(详见如何护理痴呆者部分)。

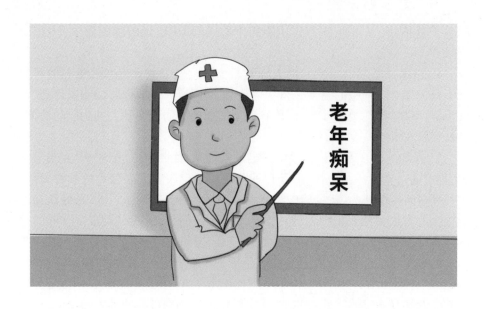

五、如何预防

年龄和 AD 患病显著相关,年龄越大患病率越高,目前主要的预防措施有以下几种。

1. 降低血管疾病危险因素　对于患有高血压、血脂异常、糖尿病、脑血管病变患者,我们应给予积极治疗,长期服用降压、降糖、降脂等药物,消除或血管疾病风险因素处于良好的稳定状态,以降低发生血管性痴呆和认知功能障碍的风险。

2. 增强认知活动　有报道显示,教育状况与痴呆发病率相关,接受较高教育水平的老年人,痴呆的发病率较低,而老年之前接受的教育水平越高,记忆减退也就越缓慢。在业余时间参加一些有益于大脑的活动,勤读书勤用脑,使大脑血管经常处于舒张状态,以输送充足的氧气和营养物质,从而延缓中枢神经的老化。同时,也要注意合理用脑,学会灵活掌握和运用一些记忆技巧,做一些记忆、推理、反应速度等智能训练,保持脑细胞的氧含量,这对于保持良好的大脑功能状态都是有好处的。老年人还必须要保证充足的睡眠,保持良好的心态,积极主动地去迎接各种新的挑战,采取"想得开"的豁达平静的心态,可有效地预防和控制痴呆的发生发展。

3. 适度的体育锻炼　可以从事一些自己感兴趣的文娱体育活动,坚持适度的、长期的体育锻炼,这对于预防痴呆是一个重要而不可缺少的手段。此外,可以经常做手指动作的头脑体操,做十指指尖的细致活动(如手工艺、雕刻、制图、剪纸、打字),以及用手指弹奏乐器、旋转钢球等。这样,既可以改善不良情绪,又可保持大脑功能的正常活动,从而延缓脑细胞老化,预防痴呆。

4. 增加社交活动　良好的人际关系,和睦、融洽的家庭和邻里环境可避免不良情绪对脑细胞的损害。积极主动参加各种形式的活动,如朋友聚会、文娱表演、下棋打牌、旅游等活动,均有助于增加生活的情趣和大脑功能的锻炼,降低痴呆发生的风险。

5. 合理的饮食习惯　许多痴呆的危险因素,如高血压、糖尿病、血脂异常等,都可通过饮食来加以改善,所以我们可以说健康合理膳食可以预防痴呆。比如许多研究都认为,坚持地中海饮食可以降低痴呆的发生风险,减慢认知功能损害的发展。主要是因为这种饮食结构主张简单、清淡以及富含营养的健康饮食,强调多吃蔬菜、水果、鱼、海鲜、豆类、坚果类等富含优质蛋白、卵磷脂而又有利于记忆的食品,并且烹饪时尽量采用植物油(含不饱和脂肪酸)代替动物油(含饱和脂肪酸)。这对于改善血液循环、延缓脑功能衰退、增强记忆、延缓衰老都有一定的益处。此外,适量服用抗氧化剂可降低痴呆的发生风险。观察发现,服用维生素 E、维生素 C 的老年人要比不服用的老年人认知功能减退要慢得多。

6. 保持情绪稳定,患者老年抑郁与 AD 有相关性,故保持情绪稳定,对预防 AD 有益处。

第三节　如何护理痴呆者

因痴呆患者无特效药治疗,护理尤其重要,如果家里有一痴呆患者,作为家属我们应该怎么做呢? 护理痴呆患者的原则有:

1. 对患者提问和回答患者的问题时要尽可能简单明了,以免使患者迷惑。

2. 患者生气和发怒时不必与其争执。

3. 如果患者吵闹,应冷静坚定地予以制止。

4. 不要经常变换对待患者的方式。

5. 功能明显减退或出现新症状时应及时找医生诊治。

6. 尽可能提供有利于患者定向和记忆的提示或线索,例如:日历,使用物品标注名称,厕所、卧室给予适当的图示。

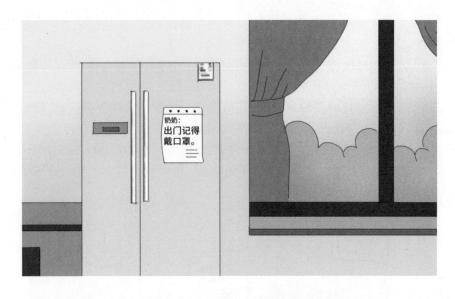

同时针对痴呆者的不同症状表现,应给予不同的护理措施,如下。

一、记忆障碍

记词和记不住事情,甚至不知身在何处,这些都是老年痴呆患者经常出现的记忆障碍的症状。家人可准备一个备忘录让患者随时携带,在备忘录上按一定的顺序安排好老人要做的事情,并使用便签、闹铃的方式提醒老人按时进行的生活内容。当病情加重时,还可以把家里的家具物品贴上小标签,标出名称和方向,减少因忘词而产生的挫败感。

二、交流困难

老年痴呆患者的另一个常见问题是交流困难,他们有时很难理解他人说的话,没有了彼此之间的交流,患者会感到孤独和不被理解,家人也会觉得更加无措和不安。家人要用尽量简单的词语、短句或老人容易理解的方式进行交流,同时可以把词语多强调几次,并要求老人跟着重复,加强识记,交流的过程中要多鼓励、少督促、以缓解老人的焦虑情绪。

三、睡眠紊乱

日间活动减少可导致痴呆患者无所事事地间断睡眠,夜间睡眠紊乱成为居家照护的突出问题。表现为失眠,昼夜睡眠颠倒,原有睡眠紊乱加重,甚至出现幻觉、频繁要求外出、下地活动、兴奋激越等落日综合征表现,极大地困扰照料者。

1. 首先观察患者是否出现发热、疼痛等身体不适或疾病,是新问题还是原问题的波动,对患者的夜间安全是否构成影响等。

2. 关注环境改变造成的问题,如家庭人员增加、卧室调整、房间冷热、光线强弱等。

3. 白天多安排一些居家活动,让患者参与力所能及的家务劳动,缩短午休时间。如果患者夜间很"闹",要平静地接近患者,了解患者需求,避免任何争吵和解释。必要时温和地和患者说说话,轻柔地抱抱患者,梳梳患者的头发,因为患者有时只是想让人陪伴,寻求安全感。夜间谵妄或非药物治疗无效的患者则应及时咨询专科医师。

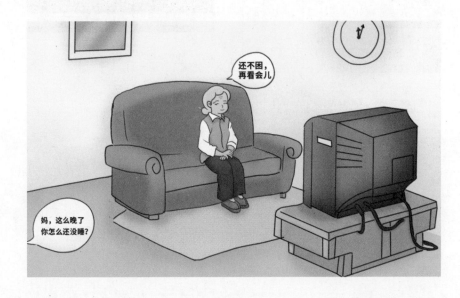

四、主动活动能力和认知功能明显退化

随着封闭性居家时间的延长,部分痴呆患者认知和语言交流能力明显退化,疫情防控期间病情变化诊治不及时,带来疾病恶化风险增加,参与家庭活动的主动性明显缺乏。原因可能为规律的社交活动和运动中断、认知刺激性活动减少、照料者更换和生活习惯改变带来的应激、照料者不良应激情绪的影响等。因此,疫情防控期间应尽可能保持或积极重新构建患者的日常生活活动,营造一个更安全更人性化的居家环境对一个 AD 患者非常重要,尽量减少家庭设置的变化,减少房间中的危险物品,不代替患者做其可以完成的事情,尽量让患者参与家务活动,如沏茶、浇花、洗衣服等。带动患者唱歌、背诵诗词、画画、写字等。也可带领患者视频交流,居家进行定向训练,比如室内散步运动结合进卧室、厕所定向锻炼。

五、焦虑不安、兴奋激越、异常行为增多

限制既往兴奋激越患者的活动往往会加重原有症状,是居家照护最难处理的问题。戴口罩导致面孔识别困难可诱发焦虑不安,家中紧张气氛或家庭成员谈话的语气以及焦虑的表情,都可能使患者焦虑不安。还有过度依赖特定照护者的老人,熟悉的家庭成员被隔离或者探望减少,会给其带来孤独、焦虑、抑郁、不安等。对于因疫情而变得焦虑不安的痴呆患者,分散注意力是一个比较好的办法。如能成功地分散注意力,有些患者会很快忘记害怕或焦虑的原因,那些不好的感受也会消失。大部分时候,找到焦虑的原因并不重要,把话题引到另一件事情上往往非常有效。这个话题有可能是他们感兴趣的,有可能是让他们感到意外的,总之只要能够分散注意力就成功了。痴呆患者即使存在语言沟通困难,但他们仍可感受到情绪的感染力。因此,疫情期间需尽量保持家庭氛围和谐,避免让患者感受到家庭成员或照料者的应激情绪。同时,尽量避免改变患者的生活环境及家庭物品摆设,尽量避免频繁更改其主要照顾者,以免情绪波动及异常行为恶化。

六、不停漫游走动,伺机外出

由于对限制外出、佩戴口罩等防护措施的抗拒或居家隔离条件窘迫,感染风险可能会增加。平时养成的外出活动的习惯被改变,患者无所事事,烦闷、焦躁、激越或抑郁等表现可能会加重。平时规律性社交活动的停止,运动活动的减少,不仅会导致社会交往能力等功能快速退化,也会带来体质下降,增加发生跌倒的风险。

因此无目的漫游行为是痴呆患者走失的最大安全隐患。因为目击者减少,走失后寻回的成功率降低。所以对于反复伺机外出的患者,建议如下几点。

1. 分析原因并做适当调整,找到患者喜欢的居家活动。

2. 主动陪同外出,满足其愿望,并缩短外出时间,去空旷人少的地方。

3. 外出时戴口罩,在高风险区给患者戴手套,穿轻便易洗涤的外衣。照料者携带消毒纸巾等物品,减少患者接触外部物品的机会,必要时对患者进行手消毒。回家后及时让患者洗手洗脸,更换衣服。

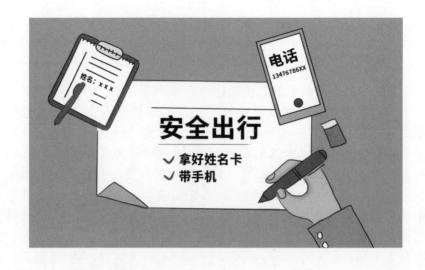

七、患者出行攻略，谨记这几点

随着各地确诊人数清零，疫情逐渐好转，久居在家的阿尔茨海默病（AD）患者也逐渐可以正常出门进行户外活动和就诊了。

需要提醒的是，国外疫情仍然严重，出门防护措施仍必不可少。另外，AD患者出门在外也面临着走失的风险，如何安全出门，幸福回家，防病毒的同时也不能忘记防走失，家属要注意这几点：

（一）出行前——佩戴口罩、拿好姓名卡

疫情期间，AD患者出门前尽量让老人穿宽松的、容易穿脱的衣服和鞋子。一定要佩戴好口罩。如果老人对此不习惯，建议：

1. 请照料者先佩戴好口罩。

2. 可以给老人讲解相关知识，比如新冠肺炎的知识或者是戴口罩的必要性，但不要讲的太多太复杂，要浅显易懂。

3. 可以给老人看亲戚朋友佩戴口罩的照片，引起老人的共鸣。

4. 也可以把佩戴口罩当做一个游戏，把佩戴口罩的步骤当成游戏内容，先干什么，后干什么，让老人在游戏中接纳口罩。

5. 最好选择对老人而言舒适的口罩，选不勒面部和耳朵的。建议选择医用外科挂耳式口罩就可以了，防护型的口罩松紧带普遍过紧，会增加老人的不适感。

6. 自制老人喜欢的样式和舒适的口罩，必要时用围巾等代替口罩。

另外，对已经有遗忘症状的老人，出门时家人一定要陪同，同时佩戴防走失手环、携带手机、姓名贴，防止老人走失。

（二）出行中——尽量步行、家人陪同

AD 患者出行，照料者必须陪同老人一起外出。

1. 不去人流密集的场所，选择人少、通风良好的地方，比如公园。

2. 出行方式最好选择步行，时间也不宜太久，控制在半小时左右为佳。

3. 如果老人一定要乘坐公共汽车外出，家人要陪同老人一起乘坐。保证老人不触摸站台上的设施。乘车排队时，要和他人保持 1 米以上的距离。如果实现不了，最好是最后一个上车。上车后选择靠窗的座位，打开窗户保持通风，尽量短距离乘坐。

4. 照料者最好随身携带 75% 乙醇湿巾或者棉片，必要时对老人进行手消毒。

（三）出行后——彻底洗手、晾晒衣物

外出回家，立刻帮助老人彻底洗手、洗脸。

先跟老人沟通，告诉老人为什么要洗手。如果沟通未果，准备好足够量的含 75% 乙醇的湿巾、棉片或者免洗手消毒液来代替肥皂、流动水洗手。随后把老人穿的外衣挂在阳台上进行晾晒。

（傅锦华　徐彩娟）

第十六章　双相情感障碍

第一节　案　　例

　　28岁的小江生长于当地，毕业后顺利进入一家私企从事销售工作，期间事业和感情还算顺意，2020年年初，因为新冠肺炎疫情的原因，小江所在的公司被迫歇业，小江因此待业在家，小江经常通过电脑、手机接收大量与新型冠状病毒相关的媒体新闻。渐渐地，大量的负面报道给小江的日常生活带来了些许恐惧，小江为此经常担心害怕，有时候甚至彻夜不睡，这严重影响了其日常的精神状态。一方面，因为待业，小江失去了经济来源，经济压力的原因导致他开始出现心情差，自卑，认为自己不如别人，没有其他朋友找的工作好，觉得精力差，不愿出门，成天唉声叹气，称自己没有希望了，成天愁眉不展，甚至觉得活着没有意思。也因为新型冠状病毒，小江与其平日的朋友也极少联系，社会隔离让小江开始跟家人之间经常发生矛盾，他总会认为自己的想法和行为都是对的，家人不能对其进行批评和纠正，一讲话就发脾气。家人也只当是小江一个自我调节情绪的过程，并未引起重视，3个月后，他的心情开始好转如常，逐渐认为自己能力还可以，同时他变得说话多，爱吹牛皮，讲大话，有时甚至精力充沛，成天忙忙碌碌，但做事虎头蛇尾，很难坚持。

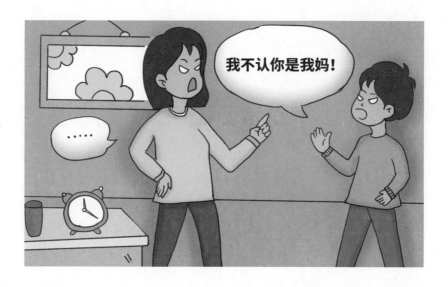

最近一周,小江在家里与其母亲发生冲突,并扬言要打其母亲,在社区管理人员的帮助下,小江的家人来到了某精神专科医院。精神科医生在接诊小江后,对其进行了详细的体格检查及精神状况检查,并对小江实施了头部磁共振以及脑电图的检查,但结果显示并无明显异常,结合其临床表现,小江被确诊为双相情感障碍(躁狂相),需要住院接受系统治疗。

第二节　关于双相情感障碍你知道多少

一、什么是双相情感障碍

双相障碍是一种以情感的异常高涨或低落为特征的精神障碍性疾病,其病因尚不明确,兼有躁狂状态和抑郁状态两种主要表现,可在同一患者间歇交替反复发作,也可以一种状态为主反复发作,具有周期性和可缓解性。间歇期患者精神活动完全正常,一般不表现人格缺损。

据临床统计发现,15~19岁人群最为高发。双相障碍首发会以抑郁为主,往往一至数次抑郁发作后再出现躁狂或轻躁狂发作。躁狂发作时,患者会出现情感高涨、言语增多、思维奔放、活动增多等症状。而抑郁发作时,会表现出持续的焦虑悲伤、思维缓慢、精力下降,严重者可出现幻觉、妄想等精神病性症状。生活中细心观察,双相障碍的人更容易换居住的城市,他们爱搬家、爱跳槽、爱换男女朋友、甚至多次离婚。

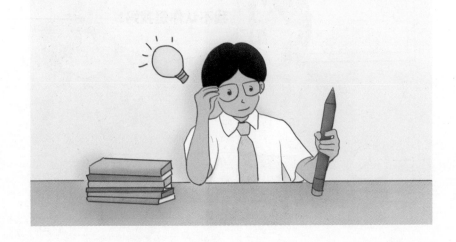

二、相情感障碍有哪些征兆和行为

当有下列表现时,应该警惕双相障碍的可能,尽早到专科医院就诊,以免贻误病情:①有抑郁和躁狂的表现。抑郁发作时,闷闷不乐或悲痛欲绝,提不起兴趣,全身乏力,消极自卑,脑子反应迟钝等;躁狂发作时,反应敏捷,言语增多,滔滔不绝,自我感觉良好,爱管闲事,行为鲁莽冲动等;②抑郁表现持续时间两周以上,躁狂表现持续一周以上,并且每天大部分时间都有抑郁和躁狂的表现;③职业、社会功能明显受影响,患者感到痛苦或给别人造成麻烦。比如,难以维持学业,无法继续工作等;④需要排除某些躯体疾病及用药、毒品等引发的情绪反常。

三、如何有效地识别双相情感障碍中的躁狂表现

有一些问题,需要在实际生活中注意,因为双相情感障碍的患者情绪会处于两个极端,当患者处于"躁狂相",尤其是"轻躁狂相"时,常表现为情感高涨,精力旺盛,动力十足,思维内容十分丰富,并且具有一定的创新性,甚至可以帮助工作超常发挥。这个时候疾病对患者的社会功能影响不大,甚至在某种程度上讲,轻躁狂对患者有一定的积极作用。临床上的一些实例也证明:高中生患者来就医,家长表示,孩子在初中的时候学什么都非常容易,在校学习轻松,作业完成快,业余学习绘画、音乐速度也非常快,大家都觉得这孩子是个神通。当患者处于轻躁狂状态的时候,其思维活跃,创新性强本质是因为其记忆力,注意力以及理解力能力都有明显增强。

第三节　双相情感障碍有哪些评估方法

那么大众如何能在早期进行自我情绪的评估,以及症状的识别呢?一般常见的用于双相情感障碍的量表主要包括以下几种。

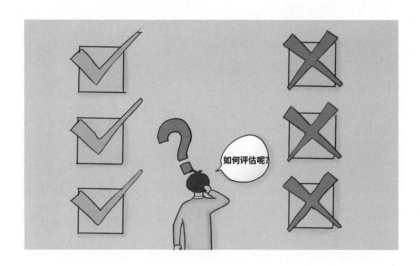

量表名称	内容组成	适用疾病
轻躁狂症状自评量表	32 项轻躁狂症状	轻躁狂
心境障碍问卷	13 个问题	双相情感障碍
双相情感障碍自评量表	12 个问题	双相情感障碍

（一）32 项轻躁狂症状自评量表

首先,需要注意抑郁和躁狂的表现,通过自评量表进行筛查,针对躁狂或轻躁狂的症状,常用 32 项轻躁狂症状自评量表对患者目前或既往是否出现过躁狂或轻躁狂发作进行评估,这也是双相情感障碍区别于其他精神障碍(包括抑郁症)的最主要特征。

每个人在一生的不同时期都会体验到精力、活力及情绪上的变化或波动("高涨"与"低落"),请你首先对自己目前的心境状态进行评估,跟平常的状态比起来,你今天的感觉如何?

A. 比平时差很多　B. 比平时差　C. 比平时差一点　D. 和平时一样

E. 比平时好一点　F. 比平时好　G. 比平时好很多

下面,请回忆并根据你处于心境高涨状态时的感觉,对下列所有描述回答"是"或"否"。

1. 你的睡眠比平时少。

2. 你感觉比平时精力更充沛或者活动增多。

3. 你比平时更自信、自我评价增高。

4. 你比平时更加喜欢学习或工作。

5. 你的社交活动增多。

6. 你想去旅行,而且旅行的次数的确比平时多。

7. 你开车比平时快或开车不顾危险。

8. 你花钱比平时多或者疯狂购物。

9. 在日常生活中你比平时更爱冒险。

10. 你活动量比平时明显增加(如体育活动等)。

11. 你有更多的打算或计划做更多的事。

12. 你有更多的点子或比平常更具有创造力。

13. 你变得不害羞、不胆怯。

14. 你会穿颜色更鲜艳的衣服或打扮得更时髦。

15. 你想和更多的人接触或者的确接触了更多的人。

16. 你的性欲增强或性幻想增多。

17. 你比平常更喜欢和异性聊天或者性活动比平时多。

18. 你比平时更健谈或语速更快、说话声音更高。

19. 你比平时思维更加敏捷。

20. 你讲话时会开更多的玩笑或说更多双关语。

21. 你比平时更容易分心。

22. 你比平时更多地尝试各种新事物。

23. 你的思绪经常从一个话题跳到另一个话题。

24. 你做事比平时快或觉得更顺手。

25. 你比平时更加没有耐心或更容易生气。

26. 你令别人疲惫不堪或更容易对别人发怒。

27. 你与他人的争吵增多。

28. 你的情绪变的高涨、比平常更乐观。

29. 你喝咖啡或其他含咖啡因的饮料比平时多。

30. 你抽烟比平时多。

31. 你喝酒比平时多。

32. 你比平时服用更多的精神药品(指直接对中枢神经系统起兴奋或抑制作用的药品,如镇静剂、抗焦虑药、兴奋剂等)。

使用指导：

1. 是否有躁狂或轻躁狂发作，是双相情感障碍区别于其他精神障碍（包括抑郁症）的最主要特征，将本量表 32 个题目中回答"是"的项目相加，如果大于等于 14 项，提示有轻躁狂或躁狂发作的可能性。

2. 轻躁狂发作不同于严重的躁狂发作，一般对个人社会功能影响不是很大，很少到无法学习、工作或需要住院治疗的程度，如果能够较好地进行自我管理，并兼顾他人和社会的可接受程度，某些医学上认为是轻躁狂的表现，反而可能对个人的工作、学习起到一定积极作用。

本量表也为包括自我怀疑可能有双相障碍的人、正在使用抗抑郁药担心会转为双相的人、已经诊断为双相障碍希望评估疗效的患者、有自主减药乃至停药打算又担心复发的患者等提供一个加深自我理解、进行自我评估和自我管理的工具。

（二）心境障碍问卷

因为临床上很多双相障碍患者多表现为抑郁发作，很多患者甚至在发病后的很长一段时间经历了长时间的抑郁，甚至被诊断过"抑郁症"。因此，当患者的症状以抑郁症状为主时，为了更好地区分双相抑郁和单相抑郁，有效地进行筛查，可以用心境障碍问卷（Mood Disorder Questionnaire，MDQ）。

你是否曾经有一段与平时不一样，并且在那段时间里有下列表现：	是	否

1. 你感到非常好或非常开心，但其他人认为与你平时的状态不一样，或者还由于这种特别开心、兴奋带来麻烦？

2. 你容易发脾气，经常大声指责别人，或与别人争吵或打架？

3. 你比平时更自信？

4. 你睡觉比平时少，而且也不想睡？

5. 你话比平时多，或说话速度比平时快？

6. 你觉得脑子灵活、反应比平时快，或难以减慢你的思维？

7. 你很容易被周围的事物干扰，以致不能集中注意力？

8. 你的精力比平时好？

9. 你比平时积极主动，或比平时做了更多的事情？

10. 你比平时喜欢社交或外出，如在半夜仍给朋友打电话？

11. 你的性欲比平时强？

12. 你做了一些平时不会做的事情，别人认为那些事情有些过分、愚蠢或冒险？

13. 你花钱太多，使自己或家庭陷入困境？

（三）双相情感障碍自评量表（BSQ）

注意：请仔细阅读每一条，根据你最近一个星期的实际感觉，选择适合的答案。

0= 完全不符或几乎不符；1= 稍微符合；2= 有点符合；3= 比较符合；4= 较多符合；5= 非常符合或完全符合						
描述	0	1	2	3	4	5

1. 有时我突然变得非常健谈而且语速非常快。

2. 有时我突然变得特别主动，做一些平时都不做的事情。

3. 有时我突然觉得有一种"时不待我"的感觉，且这个时候我特别容易生气。

4. 我曾有这样奇怪的体验，一方面觉得自己情绪高涨，另一方面又觉得有些沮丧。

5. 我曾有那么一段时间极度想与他人发生性关系。

6. 别人常说我，有段时间显得过于自卑，有段时间又显得过于自信。

7. 我的工作业绩（学习成绩）不是很稳定，一段时间能做很多事，也能出成果，另一段时间却什么都做不出来。

8. 有时候，我有种莫名的愤怒，而且想打人。

9. 我在某一段时间觉得脑中空空如也，什么都想不出；而在另外一段时间想法又特别多，很有创意。

10. 我在某一段时间特别喜欢和人们黏在一起玩耍，而在另外一段时间我却只想单独静处。

11. 我在某一段时间觉得特别乐观，而在另外一段时间我又特别悲观。

12. 我在某一段时间觉得好想哭好悲伤，而在另外一段时间又特别幽默特别爱笑。

注：总分小于等于 15 分可能是单相抑郁，总分 16~24 分可能有一定程度的抑郁或者轻微的双相情感障碍，总分大于等于 25 分则可能是双相情感障碍

使用指导：

1. 如果你曾存在上述情况中的七项或更多，其中至少有两项在一段时间里同时存在，而且因为这些情况导致中度或重度社会功能损害，临床上建议进行双相情感障碍的相关评估、诊断和治疗。

2. 本量表也为包括自我怀疑可能有双相情感障碍的人、正在使用抗抑郁药担心会转为双相情感障碍的人、已经诊断为双相障碍希望评估疗效的患者、有自主减药乃至停药打算又担心复发的患者等提供一个加深自我理解、进行自我评估和自我管理的工具。

第四节　双相情感障碍患者的自我调适及治疗措施

当我们了解了双相情感障碍的症状,对于身边出现类似表现的家人,朋友,首先,我们需要劝导他们到医院接受医生的专业系统的药物治疗,以及心理疏导治疗。其次,我们在生活中,应该如何陪伴患者,帮助患者走出疾病的困扰呢?

第一,我们需要鼓励和引导患者填写心境表格。在这份心境表格中,我们需要详细地记录患者每天的心情状态,以及都有哪些因素,可能导致患者陷入到一种糟糕的情绪中去。通过日常的记录,可以让患者能够很好地观察到自己是否陷入了心境障碍中,以及医生最近为自己准备的药物是否能够很好地帮助自己控制情绪。

第二,需要协助患者填写社会节奏表格。在这个表格中,需要记录患者什么时候吃饭、睡觉、进行身体锻炼与社交活动。通过它,患者能够了解自己行为的周期性变化,并在周期出现紊乱时,及时发现问题,调整药物,来避免陷入情绪混乱状态。比如,当患者出现长达一周以上每晚睡眠不到 3 小时,可能是躁狂发作前的预兆,如果患者与家人可以察觉到这一点,并及时到医院就诊,可以有效地预防躁狂症状的出现。

第三,要告诫患者远离酒精与消遣性药品。由于酒精会妨碍心境稳定药物的治疗效果,还可能导致患者出现情绪的失控与自杀。双相情感障碍患者最好能够在确诊那一刻,彻底戒掉酒精与消遣性药物。

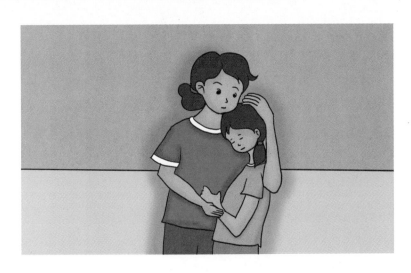

　　第四，给予患者一个良好的社会支持系统，更加有利于他们的康复，特别是亲近之人的理解、关心与支持。尽管在抑郁与躁狂发作时，许多家人处于对病情的不了解，会对患者的一些行为指手画脚，但是这也会让患者觉得自己并没有被家人抛弃，所以患者的家属一定要多多陪伴患者，用温柔代替指责。

　　针对双相情感障碍患者的日常保健，建议遵循以下几点：

　　第一，要保证一个良好的休息时间，另外也要有一个规律的作息，比如每天固定的起床时间、吃饭时间等。

　　第二，学会放松。放松包括躯体的放松和心理的放松，比如说心理的放松可以通过冥想、正念的放松方法来做，躯体的放松可以通过看电影、打游戏、看书等方式去进行放松。

　　第三，正确认识自己的情绪反应。目前有很多互联网渠道和电话渠道都可以找到专业的人员去帮助自己。

　　第四，对于维持期的患者坚持治疗。心境稳定剂和抗精神病药物的服药过程相对比较漫长，在这一段时间内，也要坚持服药，不要放弃治疗。对于备药不足的患者，目前很多互联网渠道都可以进行在线开处方，这也是一种很好的获取药品的途径。

（李新纯　刘　畅）

第十七章 急性短暂性精神病性障碍

第一节 案 例

　　周先生是一位45岁的中年男性,在某省会城市某社区担任保洁工作。1周前患者出现行为怪异,常常发呆、自言自语,认为别人给他下了新型冠状病毒,还给他注射了艾滋病病毒。表现出紧张害怕,回到家里把门窗紧闭、窗帘拉上,待在自己的房间里不出来。认为家里能闻到奇怪的味道,饭菜、饮水的味道也很奇怪,家里做的饭菜不敢吃、水也不敢喝,只愿意喝矿泉水、吃密封包装食物。晚上睡不着的,在房间里来回走动。2天前周先生开始拒绝去上班,称是因为在家睡觉前听到窗外有人说他工作的社区有二三十例新冠肺炎感染病例,不愿去疫区工作。而实际周先生家住在高层,家人均未听到类似的声音。家人觉得其精神出现异常,为求诊治,将周先生送至某精神专科医院就诊。

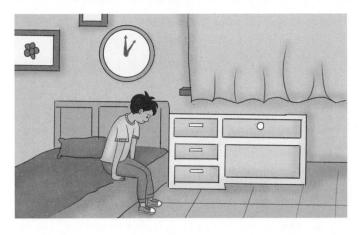

经过门诊医生详细询问病史，发现患者周先生存在幻听、被害妄想、言语紊乱等精神病性症状，且存在紧张、焦虑的情绪。他的日常生活、工作等受到了严重损害，连生活自理都需要家人督促，亟须治疗。但周先生对自身的精神症状不能正确认识，对别人给他下毒、要害他等荒谬的想法坚信不疑，否认是自己存在精神异常，对服药治疗极为抵触，认为药里也有毒。故在家属的同意下，周先生被送入精神科封闭病房住院治疗。

经过进一步的检查及评估，周先生被诊断为急性短暂性精神病性障碍。在服用抗精神病性药物、心理疏导、行为治疗等多种治疗下，患者的幻觉、妄想、怪异行为逐渐消失，病情好转出院。医生叮嘱他坚持服药，定期到精神科门诊随诊。

第二节　急性短暂性精神病性障碍你知道多少

一、什么是急性短暂性精神病性障碍

急性短暂性精神病性障碍主要表现为出现妄想、幻觉、言语离题或不连贯及明显的紊乱行为。这种发作持续至少 1 天，但少于 1 个月，最终能完全恢复到发病前的功能水平。患者发病前可能存在一定应激性事件（如亲人离世、经历地震等天灾人祸等），但这种刺激不是必需的，也就是说，并不一定每个罹患精神疾病的患者都是"受了刺激"。如果是由于躯体疾病导致（如脑炎）或者出现在使用某些物质（如毒品、药物）之后，不能归入该种疾病。

二、急性短暂性精神病性障碍该如何治疗

药物治疗是急性短暂性精神病性障碍治疗的基础，精神科医生根据患者存在的症状对症下药。患者有幻觉、妄想等精神病性症状，予抗精神病药物控制。患者常存在睡眠障碍，可短期服镇静安眠药物助眠。如果患者还存在抑郁、焦虑情绪，必要时还可给予改善情绪的药物。必须注意的是，上面介绍的药物都是处方药，一定要在经过专业培训的精神科医生指导下使用，患者家属绝对不能自行购买药物服用。

如果患者的精神症状非常严重，如出现冲动、伤人、自伤的行为，或拒药拒食，精神科医生可能还会建议进行物理治疗——电休克治疗，来快速控制精神症状，降低上述危险情况出现的概率。

在患者精神症状部分缓解、能够配合治疗后，心理疏导、行为治疗、文体训练等能促进患者进一步的恢复。

三、急性短暂性精神病性障碍一定要住院吗

精神疾病与我们熟知的其他躯体疾病（如高血压、阑尾炎）不同，精神疾病的患者常不能认识或完整地认识到自己处于疾病状态，我们将这种对自己精神疾病认识和判断的能力称为"自知力"。高血压病的患者可能自觉头晕、头疼，自行检测发现血压升高，之后就能够意识到"我血压升高导致不舒服，我需要治疗"。而精神疾病的患者自知力则常常受到损害，如本案例中诊断为"急性短暂性精神病性障碍"的周先生，就不能认识到自己有病，更不承认自己有精神病。他不能判断自己听到的声音、餐食及饮水里的怪味道到底是真实的，还是自己的幻觉，对其信以为真，坚信自己感染了新型冠状病毒，甚至觉得是有人给自己下了毒，对外界保持极高的警惕性，出现了闭门不出、不吃家中的食物和水、拒绝外出工作等种种异常行为。在上述因素的影响下，患者对治疗极不配合，治疗无法在门诊进行。若不能得到有效的治疗，随着疾病的发展，患者可能出现冲动、伤人、自伤、自杀、外跑等危险行为，严重威胁患者本人及周围人的安全。故在此情况下，患者有封闭住院的指征。当然，住院是需要取得患者的法定监护人同意的。

如果患者的自知力能够得到大部分保存，能够意识到自己处于精神疾病状态，自己的紧张害怕是受到幻觉及妄想的负面影响，能主动就医寻求帮助，则可以在门诊进行治疗，定期复诊。但患者本人及家属必须严密监测病情的变化，如果通过治疗，症状未能控制，患者可能要"失控"，则须马上到医院就诊，必要时住院治疗。

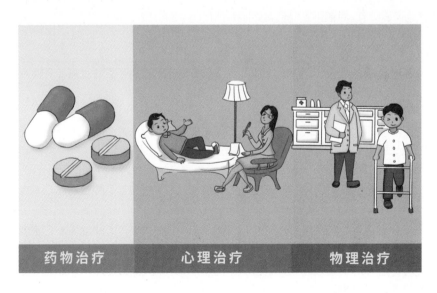

药物治疗　心理治疗　物理治疗

四、患者及其家属如何自行评估是否有精神病

临床上没有单独测试精神病性障碍的测试,一般患者的确诊需根据患者家属提供的病史介绍及患者精神状况检查综合判断。临床上一般会用相应的量表,如症状自评量表、简明精神病量表、阳性与阴性症状量表等来分析患者的情况,还会结合相应的检查(如头部磁共振、脑电图等)进一步进行诊断。以下是精神病前驱期问卷,患者可以通过该问卷简单评估自己的情况。

精神病前驱期问卷16项版本。

指导语:在过去的一个月内,你的想法、情感或体验是否存在以下情况?请注意:勿将你在服用含酒精、精神活性药物或其他物质后产生的类似感觉也考虑在内。如果回答"是",请选择这些经历给你带来的痛苦程度。请在符合你经历的方格中画"√"。

条目			如果是,这让你感到痛苦的程度			
1. 我对喜欢的事情不再感兴趣。	□否	□是	□无痛苦	□轻度痛苦	□中度痛苦	□重度痛苦
2. 我经常经历一些似曾发生的事情。	□否	□是	□无痛苦	□轻度痛苦	□中度痛苦	□重度痛苦
3. 我有时可以闻到别人闻不到的气味,或尝到别人尝不出的味道。	□否	□是	□无痛苦	□轻度痛苦	□中度痛苦	□重度痛苦
4. 我耳朵里经常出现一些不寻常的声音,如撞击声、碎裂声、嘶嘶声、拍打声、铃声等。	□否	□是	□无痛苦	□轻度痛苦	□中度痛苦	□重度痛苦
5. 我有时会对自己经历的事情是真实的还是想象的感到困惑。	□否	□是	□无痛苦	□轻度痛苦	□中度痛苦	□重度痛苦
6. 当我注视他人或镜子中的自己时,会发现面部在发生变化。	□否	□是	□无痛苦	□轻度痛苦	□中度痛苦	□重度痛苦
7. 我与人首次会面时会非常不安。	□否	□是	□无痛苦	□轻度痛苦	□中度痛苦	□重度痛苦
8. 我曾看到过别人无法看到的事物。	□否	□是	□无痛苦	□轻度痛苦	□中度痛苦	□重度痛苦
9. 我的想法有时很强烈以至于我几乎都能听到。	□否	□是	□无痛苦	□轻度痛苦	□中度痛苦	□重度痛苦

条目			如果是,这让你感到痛苦的程度			
10. 我有时能从广告、商店橱窗或者周围事物的排列方式中发现特别的意义。	□否	□是	□无痛苦	□轻度痛苦	□中度痛苦	□重度痛苦
11. 有时我觉得无法控制自己的思维或想法。	□否	□是	□无痛苦	□轻度痛苦	□中度痛苦	□重度痛苦
12. 有时我会突然被远处一些平时没意识到的声音弄得分心。	□否	□是	□无痛苦	□轻度痛苦	□中度痛苦	□重度痛苦
13. 我曾听到别人无法听到的声音,诸如窃窃私语或谈话声。	□否	□是	□无痛苦	□轻度痛苦	□中度痛苦	□重度痛苦
14. 我经常感到别人在针对我。	□否	□是	□无痛苦	□轻度痛苦	□中度痛苦	□重度痛苦
15. 我曾感到过,虽然看不见,但是有人或某种力量在我周围。	□否	□是	□无痛苦	□轻度痛苦	□中度痛苦	□重度痛苦
16. 我感到身体的某些部位以某种方式发生了变化,或某些部位的功能与以往不同。	□否	□是	□无痛苦	□轻度痛苦	□中度痛苦	□重度痛苦

五、哪些表现是我们特别需要关注的呢

(一)妄想

如上述案例中周先生觉得别人给他下了新型冠状病毒,还给他注射了艾滋病病毒,我们常称为"被害妄想"。还有关系妄想、夸大妄想、非血统妄想、宗教妄想等多种不同的类型。妄想的内容通常非常荒谬,旁人难以理解。疾病的初期,患者对自己的某些明显不合常理的想法也许还持将信将疑的态度,随着疾病的进展,患者逐渐与病态的信念融为一体、深信不疑,严重影响正常生活。

(二)幻觉

幻视、幻听、幻味、幻嗅、幻触等多种不同的类型,以幻听最为常见。患者能够凭空听到声音和他说话,也可是非言语性的,如虫鸣鸟叫、音乐声等。有时由于患者不能分辨这些声音是真是假,可能出现去寻找声音来源、和声音对话或是带耳塞躲避等不同的反应。家属则可发现患者反复检查门窗外、开门走出去或者和空气对话、自言自语等异常行为。

(三) 言语紊乱

可表现为频繁地离题或语言的不连贯。家属发现患者交谈时牛头不对马嘴,或者上下语句缺乏联系。

(四) 明显紊乱的或紧张症的行为

行为紊乱很好理解,如做怪动作、脱衣脱裤、乱跑等。那什么叫做紧张症呢? 紧张症常表现为动作、言语活动的减少,像个"木头人"一样,甚至可以长久的保持一个动作不变、不吃不喝。这种情况是非常危险的。俗话说"人是铁饭是钢、一顿不吃都饿得慌",如果较长时间不吃不喝可能会引起低血糖、电解质紊乱等情况,甚至会危及生命。

因此,当发现有以上表现时,需积极到专科医院找专业的医生进行诊治,做到早发现、早治疗。

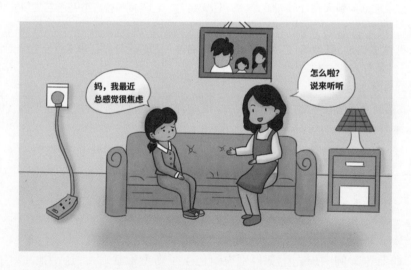

六、除了在医院进行治疗,患者在家能做什么

急性短暂性精神病性障碍的患者常存在睡眠障碍,可表现为入睡困难、睡得不深、醒得早。所以保证充足的睡眠是非常重要的。睡眠时间要规律,避免熬夜或是赖床。少用或不用提神的物质,如浓茶、咖啡、香烟等。

多交流,获取家人及朋友的支持。如果觉得紧张害怕、孤立无援,应该与身边的人多交流、沟通情感,获取支持。在患者诉说自己害怕的内容时,患者的家人及朋友可以给予安慰及陪伴,帮助患者缓解紧张情绪。

在紧张时,可以尝试呼吸放松法。先选择一个舒服的姿势,然后把一只手放在腹部肋骨下方,就是膈肌的位置。可以选择自己舒服的方式,闭上双眼保持慢吸气 3~5 分钟直到肺部充满空气。在吸气同时,膈肌伸展到腹部。然后缓慢呼气 3~5 秒,在呼气的同时,膈肌靠近腹部。注意:在练习中通过鼻子进行吸气与呼气,要把注意力全部集中在呼吸的感觉上。还可培养兴趣爱好、学习新技能。看书、看电影、做运动、做家务等,将注意力从精神症状上转移开,让自己的时间更充实,而不是呆坐、倾听幻听里的声音。

服药期间,要注意观察可能出现的不良反应。如嗜睡、乏力、头晕等,所以要避免快速站起等体位变化、避免摔倒。也不要进行驾车、高空作业等存在风险的工作。还有一些不良反应只通过观察是不能发现的,如肝功能损害、心电图异常等,需要定期复诊、定期检查。

(熊一凡)

第十八章　精神分裂症

第一节　案　例

　　王某是一所幼儿园的老师,也是两个宝宝的妈妈。新冠肺炎疫情暴发以来,她一直在乡下老家照顾孩子。疫情暴发初始,王某也格外关注新冠肺炎的相关信息,每天看新闻、上网关注最新动态。随着疫情的加重,王某的心情也变得越来越沉重。慢慢地,她发现自己每天大部分时间都在刷网络上有关疫情的信息,几乎每隔半个小时就要拿手机看下最新新闻。不巧的是,在这期间,王某的大宝宝出现了"感冒"症状,咽喉疼痛、流鼻涕、轻微咳嗽,所幸并未发烧。这一下子让全家人紧张起来,尤其是王某,她第一想法就是自己儿子不会是感染了新冠肺炎吧,但家人一直劝慰她说不可能,因为王某儿子一直没有出门,可能就是普通的感冒。家属将宝宝带到村上诊所就诊,诊所医生再次测量体温正常,查看宝宝咽喉发现扁桃体红肿、发炎,初步判断宝宝急性扁桃体炎。医生开了口服药,又叮嘱每天测体温等一些注意事项,家人就带宝宝回家了。

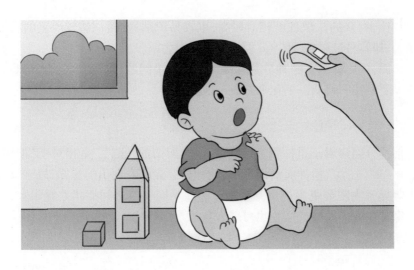

接下来的几天里,王某仍惴惴不安,频繁给宝宝测体温,晚上开始出现失眠的情况,即使睡着一会也会突然惊醒,立刻查看睡在身边的宝宝,然后再也睡不着,直到天亮。所幸服药几天后宝宝"感冒"基本缓解了。可是王某的失眠状况不但没有好转,反而行为举止也变得奇奇怪怪的,家人发现王某总是一个人坐着发呆,有时手不自觉地做梳头的动作,有时还跟老公说:"你听,楼下有人。"但其实老公什么也没听到。随着疫情慢慢控制,村与村之间也逐渐解除了封禁,王某老公遂带其和宝宝到娘家小住。慢慢地,王某父亲也发现其行为举止异常,不爱讲话,有时还自言自语。并且这种情况变得越来越严重,慢慢地王某还出现胡言乱语的情况,说娘家邻居背后对她指指点点,讲她坏话,说她回娘家把疫情带到了村子里。王某认为是自己导致了全国的疫情,自己把大家都害了,让国家损失了这么多钱。这种状况持续了一个多月,家人终于意识到了问题的严重性,开车将其带到精神科就诊。

经过医生的全面检查和问诊,考虑王某可能是患了"精神分裂症",建议住院进行系统治疗。可王某家属都一时无法接受这个事实,十分不愿王某住到"精神病院",觉得这样对她名声也不好。医生无奈,仔细跟家属解释王某病情的严重程度以及系统治疗的必要性。考虑到王某在家的严重情况,家人才勉强同意住院治疗。

第二节　精神分裂症相关知识

新冠肺炎暴发以来,人们精神上比较紧张,加之长期居家,心理防线面临严峻挑战,许多人出现焦虑、抑郁、失眠等症状。而这些表现,与其他心理健康问题相比,大众的认识程度相对较高,也较易识别,反而一些较严重的精神心理问题,却容易被忽略,精神分裂症就是其中之一。

然而,到底什么是精神分裂症呢? 对于这个问题,可能大多数人都是一脸茫然。下面我们就从以下几个方面来认识它。

一、什么是精神分裂症

精神分裂症属于重性精神疾病的一种,所谓的"重性"是相对于"抑郁症、焦虑症"等"轻性"精神疾病而言的,精神分裂症所表现出的感知、思维、情感、行为等异常表现要更为严重。精神分裂症不同个体之间症状差异很大,即使同一患者在不同阶段或病期也可能表现出不同症状。下面我们来具体认识一下这些症状。

(一)感知觉异常

精神分裂症可出现多种感知觉异常的表现,最突出的症状就是出现幻觉,最常见的幻觉主要是言语性幻听,即患者在外界没有声音来源的情况下,在耳朵里凭空听到别人听不到的说话声。这些声音的内容多与患者自己有关,有的是相互争论,有的是评论患者好坏,有的则是命令患者做某些事情。部分患者也可出现幻视、幻嗅、幻味及幻触等其他幻觉。

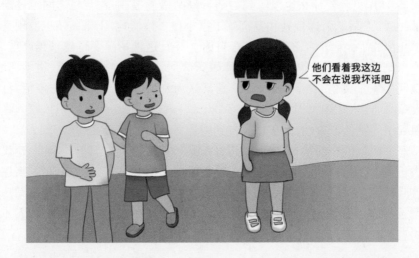

(二)思维及思维联想异常

思维异常是精神分裂症的核心症状,主要包括思维形式异常和思维内容异常。思维形式异常表现为患病者讲话没有逻辑性,东拉西扯、胡言乱语,甚至讲话让人感觉"头上一句,脚上一句"。思维内容异常主要表现为"妄想"即出现一些与事实不符的信念但患者却坚信不疑。最常见的表现包括患病者觉得有人背后讲自己坏话、有人要害自己、自己被某种高科技给控制了、毫无根据地怀疑自己爱人出轨、不切实际地吹牛、怀疑自己不是父母亲生的等。

（三）情感异常

情感淡漠主要表现对亲友冷淡，对周围事物都漠不关心，哪怕是涉及自身利害关系的事情也会表现地无所谓或面无表情，更严重者会常常傻笑，面部表情幼稚或缺乏变化。有些表现为情感不协调，如曾有一女患者听到自己 8 岁的儿子被车撞伤送到了医院时，竟然哈哈大笑。

（四）意志和行为异常

患者表现为活动减少、孤僻懒散、对将来没有明确打算、随遇而安、得过且过等。有些严重的患者甚至连个人卫生都懒得打理，对外界毫无兴趣，整天呆坐或睡卧于床。

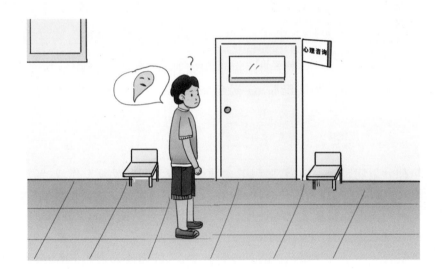

二、精神分裂症整体患病情况如何

2019 年，我国最新调查数据表明精神分裂症在人群中的终生患病率为 0.6%，男女患病率大致相等，无明显性别差异，并多在青壮年年龄阶段缓慢或亚急性起病。90% 精神分裂症在 15~55 岁起病，男性高峰年龄段为 10~25 岁，女性为 25~35 岁。与男性不同，中年是女性的第二个发病高峰年龄段，3%~10% 的女性患者起病于 40 岁以后，目前认为女性患者总体恢复情况好于男性。

三、精神分裂症患病与哪些因素有关

(一) 遗传因素

"龙生龙,凤生凤,老鼠生来会打洞"这句俗语说的就是生物的遗传性。父母与子女及子女个体之间性状存在相似性,表明性状可以从父代传给子代,这种现象称为遗传。已确认遗传因素与精神分裂症的发生和发展密切相关,精神分裂症患者一级亲属(父母、子女及亲兄弟姐妹)精神分裂症的患病率为1.4%~16.4%,且亲缘关系越近,患病风险越大。

(二) 环境因素

环境因素在精神分裂症的发病中起着不可忽视的作用。母孕期经历精神创伤事件、母孕期感染、分娩时有产科并发症,以及孕妇在妊娠期吸烟、饮酒、接触毒物等均能增加子女成年后患精神分裂症的风险。冬季出生的人群患精神分裂症的风险较夏季出生者高,或许与流感病毒感染、日照不足、维生素 D 缺乏有关。

(三) 神经发育、脑结构、神经生化异常

目前认为精神分裂症发病除以上因素外,还与成长过程中神经发育异常、大脑结构异常及多巴胺、5- 羟色胺、谷氨酸能神经元生化递质异常有关。

四、精神分裂症会持续终生吗

精神分裂症属于一种慢性疾病,多数会表现为间断反复发作或持续性发作两类。大约 1/5 的患者发作一次,缓解后终生不再发作。如果反复发作或不断恶化者可出现性格和人格的改变,学习、工作和生活能力的下降,呈现不同程度的残疾状态。首次发作的患者,5 年内的复发率超过 80%。未坚持服药的患者复发风险是持续服药患者的 5 倍之多,所以精神分裂症患者提倡坚持长程服药。

五、精神分裂症预后跟哪些因素有关

目前认为女性、文化程度高、已婚、发病年龄晚、起病较急、病前性格较开朗、人际关系好、病前社会功能(工作、学习、生活)良好、家庭氛围和睦、对患者支持度好、治疗及时、患者坚持服药等因素,都有助于患者疾病的康复和预后。反之,结局不良。

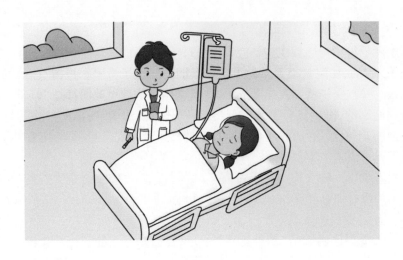

六、精神分裂症应如何治疗

精神分裂症的治疗分药物治疗、物理治疗及心理治疗等几个方面。其中药物治疗为最重要的治疗方法,需要尽早地实施有效的足够剂量足够疗程的全程药物治疗,而物理治疗如改良后电休克及新型治疗方法(如低频重复经颅磁治疗)在临床上应用也越来越广泛。心理治疗方面,在患者急性发病期病情稳定后,即可尽早进行心理治疗,心理治疗不仅可以减少精神病性症状引起的不良后果、减少负面情绪、加深患者对疾病的认识,还可以增加患者治疗依从度、预防复发及促进社会功能的恢复。当然,不管何种治疗方式,都建议患者到专科医院相关科室就诊接受系统的一体化治疗。

第三节　常见误区及如何应对预防

一、关于精神分裂症有哪些常见误区

(一) 根据名字理解疾病

精神分裂症,顾名思义,应该就是人的性格分裂成几个了,一会儿表现为这个样,一会儿表现为那个样,可以同时有几个性格,这才是精神分裂症。

(二) 否认

患者觉得精神分裂症就是"精神病""神经病",觉得精神病离我们很遥远,家人或者自己孩子不会得这个病,即使出现了很严重的症状(觉得有人害自己,耳朵里听到别人听不到的声音等),也不愿意接受自己患有精神病,感觉只是过度紧张、一时想不通罢了。

185

（三）抵触治疗

患者觉得精神心理疾病就应该做心理治疗，不应该住院、吃药，而且到"精神病院"看病、住院是很丢人的事，亲戚、朋友知道了肯定会指指点点，以后没法见人。并且受一些影视作品的影响，觉得精神病院里关的都是"疯子"，是用铁链锁起来的，医生只会打镇静剂，动不动还会打患者，所以精神病院是万万不能住的，不但治不好病，还会影响自己的孩子或家人，导致病情加重。

（四）严重程度认识不足

患者觉得大吵大闹、喊叫，甚至打人的才是很严重的，才需要住院治疗，不吵不闹的没有那么严重，心理疏导一下就可以了。

（五）对病程的认识不足

患者觉得这病就是"精神感冒"了，只要那些奇怪的言行举止没有了，这病便是好了，就不需要再住院或者坚持服药了。

（六）过分担心药物副反应

接受系统治疗的患者，医生都会建议长期服药，这让很多患者和家属不能理解。俗话说"是药三分毒"，长期吃西药，肝肾等都会受损害，身体吃不消。因此很多患者及家属会在出院后会自行减量甚至停药，甚至很多人认为中药没有副反应，停掉全部西药转而去寻求中药偏方等。

（七）病后要养

患者病情康复稳定后，家属大都觉得患者元气大伤，一定要好好补一补、养一养，什么都不要做，专心修养，各种中药补品、大鱼大肉轮番上阵。

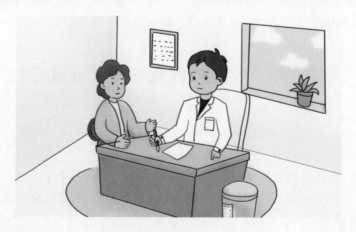

二、对以上常见误区，应给如何正确识别及应对

（一）精神分裂症并不是很神秘的病

在精神科中，它是重性精神障碍中最常见的一种疾病，也并非是人格分裂

成了几个,而是临床症状表现多样的综合征。

（二）精神分裂症并非离我们很遥远

我国最新的数据表明,人群中精神分裂症终生患病率约为 0.6%,年患病率为 0.26%~0.45%,有 50% 的患者曾试图自杀,并有 10% 的患者最终死于自杀。因此,只有正确认识并早期识别它,才能尽早接受正规治疗,少走弯路。一味逃避、否认,反而会延误诊治,使病情加重,甚至造成不可挽回的后果。

（三）接受正确的治疗方法

从上述对精神分裂症的学习中我们知道,单纯心理治疗并不适合精神分裂症。根据患者病情,正确选用药物治疗或物理治疗,制定个体化治疗方案,再结合心理治疗,才是最佳治疗方案。

（四）精神分裂症的严重程度并非是依据吵闹或者伤人的程度来决定的

从上述的学习中我们发现,精神分裂症有以行为冲动为突出表现的,也有以幻觉、思维异常作为首要表现的,还有以孤僻懒散、情感淡漠等为第一表现的。因此,吵闹、冲动伤人等表现只是它的一个方面,不能单凭这一点来评判整个病情的严重程度。并且,在临床中我们发现,以吵闹、兴奋冲动等阳性症状为主要表现的患者治疗起来可能症状控制较快,效果也更明显。而表现不吵不闹、孤僻少语、退缩等阴性症状的患者,疗效可能还没有兴奋吵闹的患者好。

（五）病程方面

我们知道,精神分裂症常缓慢发病,病程迁延,呈慢性化和衰退倾向,加之它的高复发性,决定了精神分裂症长病程的特点。因此家属及患者在治疗上切莫心急,要力求症状彻底缓解。

（六）药物副反应方面

精神分裂症的长病程决定了治疗上的长疗程。我们知道,精神分裂症的药物治疗分急性治疗期、巩固期、维持治疗期,长期服药必然要考虑副反应的问题。诚然,第一代抗精神病药确实存在较多的不良反应,如服用后容易出现肌肉僵硬、坐立不安、流口水、便秘等。但随着第二代新型抗精神病药的广泛使用,这类副反应已大大减少了。从循证医学的角度,临床上能够广泛使用的西药大多是安全有效的,并在监测的条件下,副反应大多是可控的。

（七）病后要养

俗话说病来如山倒,病去如抽丝,病后适当修养也无可厚非。但是精神分裂症的后期康复,并不像躯体疾病康复一样,需大鱼大肉、中药进补,这样反而会导致肥胖。并且精神分裂症康复期并非不能活动,适当的体育锻炼反而有益于精神、心理健康。规律作息、适当运动、培养自己的小爱好,陶冶情操,才是有益的修养之道。

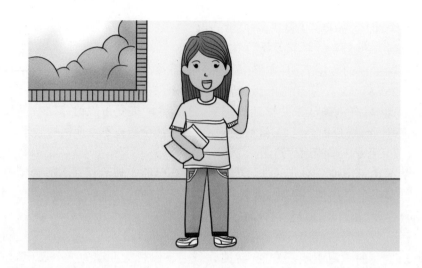

三、疫情下,大众该如何应对及预防

(一) 保持乐观的心态

避免长时间过多接触有关疫情的负面消息,培养自己的小爱好,来调节和缓解焦虑情绪,不轻视疫情,也不过分惧怕疫情。

(二) 规律的作息时间

调整好自己的生物钟,协调工作、学习及休息之间关系,尽量做到不熬夜、不透支自己体力及脑力。

(三) 处理好周围朋友及同事等的人际关系

因疫情本身的威胁带来的精神压力、疫情导致经济萧条带来的生活和工作烦恼等都容易让我们处于"易激惹"的状态,从而导致和周围人关系紧张,不利于身心健康。如果大家在相处时都能相互理解,宽容待人,相信生活会变得更加美好。

(四) 适当的体育锻炼

体育活动能在一定程度上缓解人的紧张情绪、改善失眠等,疫情期间,可在室内或者空旷少人的室外做一些适当体育锻炼,这有益于身心健康。

(五) 有自己的生活社交圈

跟家人或者朋友经常联系。因疫情原因,我们跟家人及朋友的聚会大大减少,但仍可采用电话或者线上的方式经常联络。避免因疫情将自己长期封闭在家中,与社会脱节。

(樊 华　袁 宁)

第十九章　其　他

——疫情阴影下老年患癌症者

　　随着新冠肺炎在全球范围内的持续蔓延,对于疫情的防控不容丝毫懈怠。基于目前研究,新型冠状病毒(COVID-19)引起的严重并发症多集中发生在老年及合并基础疾病的群体。作为危害老年人生命和健康的主要疾病之一——癌症,在合并疫情的双重阴影下,使老年人的生活更加艰难。作为一个老年及躯体疾病精神科医生,对工作中接触的老年癌症患者的心理需求感触颇深。针对老年癌症患者心理康复,我们能做些什么? 提供怎样的帮助才是对他们最好的慰藉?

　　在老年人的来访者当中,被提到次数最多的一个词,是孤独。这种独特的感受在肿瘤患者中尤为突出。即便他们身处人群之中,即便他们在家人的呵护与包围之下,四世同堂,子孙绕膝,内心依旧彷徨无助,仿佛身处黑暗的深渊,也没有人可以感同身受,也没有人助他们一臂之力。而这种孤独,自打他们被告知癌症诊断的那一天起,他们就如同溺水之人,癌症就如同来自水底的藤蔓缠绕在颈间,如影随形,愈挣愈紧,让人窒息。

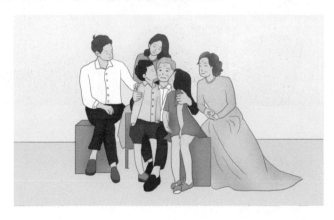

美国一项研究显示，37% 的女性和 42% 的男性在一生之中会遇到癌症，这个比例远远高于大众的想象。试想一个家庭：爷爷、奶奶、姥姥、姥爷，再加上父母和小孩，现在还有二孩，这样一个八口之家里面出现一个癌症患者的概率不言而喻，所以这个东躲西躲是躲不掉的。跟同事或朋友交流，几乎每个人身边都有癌症患者，这样的现实让人毛骨悚然。下面是我一位肿瘤患者的经历：

我永远记得那一天，一张诊断书让我的天都快塌了，我平静有序的生活被彻底打乱了。年前体检时，医生告诉我，说我的肝脏有一块阴影，因为没有一丝症状、也因为疫情的原因，一直没能到医院做进一步检查，让我心存侥幸，觉得可能就是个囊肿。近期有些乏力，疫情已见收敛，让我心底的不安被重新唤起，结果出来后，鉴于怀孕的女儿身处疫区自顾不暇，老伴儿过世多年，主治医生犹豫再三，还是向我告知了实情——已经是肝癌晚期了，后续生存期限很可能就是几个月的时间。听到这个消息，我大脑一片空白，好像罩在金鱼缸里，耳边的声音很遥远，瞬间泪奔，我真的不知道该如何面对。那段时间是我最难熬的阶段，经常偷着抹眼泪，不敢告诉女儿，也不敢告诉身边的熟人，害怕时日无多的无力感，更怕那些空洞、言不由衷的安慰。

面对癌症，这些状态可能是很多病友们正在感受的，具有共性的强烈的负性心理反应。

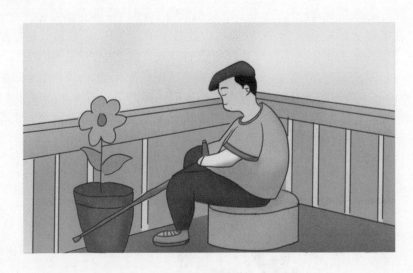

一、患癌症后，情绪都有哪些变化

（一）焦虑恐惧——天塌了，我要崩溃了

这是癌症患者难于应对自己的不良处境而产生的复杂情绪反应，常伴有明显的自主神经系统功能紊乱。表现为紧张与难以忍受的不适感,终日惶惶不安,忧心忡忡,寝食难安,总会有种不安全感,怀疑自己的生命是不是到尽头了,也开始质疑自己活着还有什么意义。

当这些负性情绪蜂拥而至时,患者对身边所有的事物便突然变得十分敏感,夸大身体的变化或过分警觉,行为变得幼稚,既关心又害怕所有新状况的出现。例如:一听见医生的话,就杯弓蛇影、忐忑不安,不知他带来的是好消息还是坏消息。

(二)抑郁沮丧——我活着拖累了家人,我活着还有什么用

日益加重的病痛的折磨和治疗所带来的副作用,而且还有面对由此而致的失业,丧失经济来源等。加之疗效欠佳,病情的持续加重,伴有难以忍受的疼痛,会使患者产生抑郁情绪,出现拒绝治疗,甚至自杀等的极端行为。

(三)愤怒绝望——为什么是我?为什么会发生在我身上

当一个人长期而艰难地与恶性肿瘤作斗争,在多次失去信心和希望之后,终于意识到这场斗争不能取胜时,就可能产生愤怒的情绪,这是一种极度痛苦的叫喊。

日益积累的负性情绪会叫嚣着寻求一个释放口,便常出现突然对家属发脾气的状况,毫无由头地对药物、治疗和生活中的许多事物非常抗拒抵触,影响治疗的依从性。

(四)孤独无助——没有人能拉我一把!没有人能感同身受

患病以来的生活变得单调而痛苦,没有工作,没有娱乐,只有无休止的治疗和药物。治疗的过程中的各种不顺利,如没有合适的靶向药、产生耐药性了、久不见成效、才几个月就复发了……整个人慢慢地被所有的坏情绪充斥。终日沉浸在无以言表的痛苦中,更无法面对亲戚朋友眼里的怜悯。

在这种过度焦虑、抑郁、敏感等负性情绪下,患者的身体也可能会出现一些变化:睡眠越来越不好,时常容易惊醒;对患病所产生的疼痛很排斥,疼痛忍受的能力降低;身体的抵抗力逐步下降,身体和精神都受到双重重创。

二、患癌症后,不同阶段的心理反应

(一)休克——恐惧期

多见于突然得知自己患癌消息的患者,此时患者反应剧烈,表现为惊恐、心慌、眩晕、晕厥,甚至出现木僵状态。逐渐意识到自己患癌消息的患者,最常见的心理反应是恐惧。

(二)否认——怀疑期

当患者从剧烈的情绪震荡中冷静下来,常借助于否认机制来应对由癌症诊断所带来的紧张与痛苦。为此,开始怀疑医师诊断是否正确。患者到处求医,

希望能找到一位否定癌症诊断的医师,希望有奇迹发生。

(三) 愤怒——沮丧期

当患者已感到自己的癌症诊断已无法改变时,情绪会变得激动,心烦、愤怒的情绪有时会引起攻击行为。同时,悲哀和沮丧的情绪油然而生,感到绝望,常想到死亡即将到来,甚至有轻生的念头和自杀行为。这一阶段,患者常食无味、睡不安。

(四) 接受——适应期

不管患者是否愿意,接受和适应患癌事实是最终的选择,但大多数患者难以恢复到病前的心境,常进入慢性的抑郁和痛苦之中。

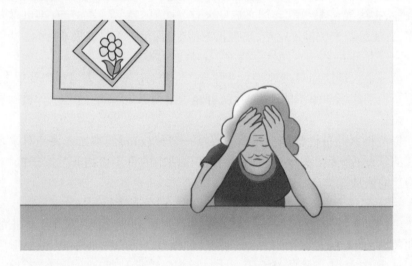

三、患癌症后,能做些什么

(一) 客观评估自己的情况,建立科学合理的信念

美国国家综合癌症网络(National Comprehensive Cancer Network,NCCN)对患者自身调节,提供以下简单原则性指导,帮助癌症患者自己改善心理痛苦。

1. 癌症不等于死亡。

2. 疏导不良情绪,主动获得社会支持。

3. 走进自然,自我调节。

4. 寻求心理医师帮助。

5. 不要低估内心的痛苦,睡眠障碍、食欲不振、心烦心慌、恐惧焦虑、情绪低落等,这些情绪会直接影响到癌症患者的康复。

6. 不要自责或埋怨。

7. 用活在当下、过好每一天的态度来应对癌症。

8. 尊重、信任，并能接受医生的治疗。

9. 不隐瞒病情，积极面对。

(二) 寻求心理医生的帮助，从更专业的角度干预癌症患者的心理危机

首先要认识到，癌症可以看作我们一位特殊的朋友，它已经伴随了我们很久了，它不会短时间内取我们性命。所以，我们生命至少还是有一定的长度的。

然后，预估一下这个时间大概有多久？然后做出规划和安排：比如，前两个月用于学习和了解疾病，找出适合的治疗方案或寻找更优的医生和医院，等具体方案确定后再告知亲人，同时告知他们每一个治疗步骤及预期结果，以减轻亲人的焦虑和担心。

在治疗期间如何安排家人，每一个细节按时间、阶段、重要程度，以及可能遇见的困难逐一落实下来，写进日程表，重建患者对生活的控制感和信心，具体化技术可以让癌症患者心理压力缓解很多。

对于患癌后各阶段的心理问题，可以找专业医生进行功能性指导和行为干预，比如认知行为治疗、正念治疗、音乐治疗、放松训练、系统脱敏等，减轻或缓解患者负性情绪对身心的影响。

良好的心理状况是提高老年癌症患者对生命意义感追寻的重要基础，也是体验生命意义的重要动力源泉。患者在以积极乐观的心态去预知即将面临的每一个风险，就能更加理性化地面对疾病。在良好的情绪驱动下，让有限的治疗手段变得更加有效，老年癌症患者的生活质量也才能得以提升。

(魏宏萍)